GW00499862

Digiuno intermittente per le donne sopra i 50 anni

La guida essenziale per perdere peso velocemente, disintossicare il tuo corpo, resettare e accelerare il tuo metabolismo

Angela Boston

informazioni qui contenute, sia direttamente che indirettamente.

I rispettivi autori possiedono tutti i diritti d'autore non detenuti dall'editore.

Le informazioni qui contenute sono offerte esclusivamente a scopo informativo, e sono universali come tali. La presentazione delle informazioni è senza contratto o qualsiasi tipo di assicurazione di garanzia.

I marchi utilizzati sono senza alcun consenso, e la pubblicazione del marchio è senza permesso o appoggio da parte del proprietario del marchio. Tutti i marchi e le marche all'interno di questo libro sono solo a scopo chiarificatore e sono di proprietà dei proprietari stessi, non affiliati a questo documento.

Contenuto

Introduzione

Potreste aver sentito il termine "digiuno intermittente" di tanto in tanto. Nonostante il nome possa sembrare spaventoso, questa strategia è semplice da attuare. È stato anche nominato l'approccio più popolare per la perdita di peso nel 2019. Se hai già provato il digiuno, scoprirai che il digiuno intermittente non è difficile da seguire. Non è nemmeno necessario avere familiarità con la nozione di digiuno per praticare il digiuno intermittente. Il digiuno intermittente ha guadagnato popolarità in tutto il mondo e molte persone lo praticano regolarmente. Questo ha molti più vantaggi di quanto si possa pensare. E, se non avete familiarità con il digiuno intermittente, o IF in breve, non vi farà morire di fame. Inoltre non ti permette di mangiare un sacco di cibo malsano mentre non sei a digiuno. Piuttosto che mangiare pasti e spuntini durante il giorno, le persone mangiano in un periodo prestabilito.

La maggior parte delle persone aderisce a un regime IF che richiede agli individui di digiunare da 12 a 16 ore al giorno. Consumano pasti e spuntini regolari per la maggior parte del tempo. Poiché la maggior parte delle persone dorme per circa otto ore durante le ore di digiuno, attenersi a questa finestra alimentare non è così difficile come sembra. Si raccomanda anche di bere bevande a zero calorie, tra cui acqua, tè e caffè. Le Fast Bars possono anche essere mangiate tra i pasti per mantenere il digiuno.

Le donne sopra i 50 anni possono beneficiare del digiuno intermittente per perdere peso e ridurre il rischio di acquisire disturbi legati all'età.

Articolazioni doloranti, metabolismo più basso, massa muscolare diminuita e persino problemi di sonno rendono più difficile perdere peso dopo i 50 anni. Allo stesso tempo, diminuire il grasso, in particolare il grasso nocivo della pancia, può abbassare significativamente la possibilità di gravi problemi di salute, tra cui diabete, attacchi di cuore e cancro.

Infatti, man mano che si invecchia, le possibilità di contrarre una serie di disturbi aumentano. Quando si tratta di perdere peso e ridurre il rischio di acquisire disturbi legati all'età, il digiuno intermittente per le donne oltre i 50 anni può essere una vera fontana di giovinezza in alcune circostanze.

Il digiuno intermittente è una delle tendenze di salute e fitness più popolari nel mondo in questo momento.

Le persone lo usano per perdere peso, migliorare la loro salute e semplificare la loro vita.

Molti studi hanno dimostrato che potrebbe avere un impatto significativo sul tuo corpo e sul tuo cervello e che potrebbe anche aumentare la longevità.

Questa è la guida definitiva al digiuno intermittente per le donne oltre i 50 anni.

Capitolo 1: Digiuno intermittente

Il digiuno intermittente è un modo di mangiare, non una dieta. È un metodo per pianificare i vostri pasti, e otterrete il massimo risultato per i vostri soldi. Il digiuno intermittente non altera le tue abitudini alimentari; piuttosto, altera i tempi dei tuoi pasti.

Soprattutto, è una tecnica meravigliosa e permette di dimagrire senza andare su una dieta fad o limitare severamente l'apporto calorico. Quando si inizia il digiuno intermittente, si vuole mantenere costante l'apporto calorico. (La maggior parte delle persone fa pasti più abbondanti in un periodo più breve.) Il digiuno intermittente è anche una strategia efficace per mantenere la massa muscolare mentre si perde peso.

La motivazione principale che spinge le persone a provare il digiuno intermittente è quella di perdere peso. Tra un momento, parleremo di come il digiuno intermittente aiuta a perdere peso.

Più significativamente, perché ha bisogno di un cambiamento di comportamento molto piccolo, il digiuno intermittente è stato uno dei trattamenti più semplici che abbiamo per perdere peso mantenendo un peso sano. Questa è una cosa positiva poiché suggerisce che il digiuno intermittente rientra nella categoria di "abbastanza facile da eseguire, ma abbastanza significativo da fare la differenza".

1.1 Perché devi considerare il digiuno intermittente come la tua scelta migliore se hai più di 50 anni.

Un metabolismo più basso, una massa muscolare ridotta, articolazioni doloranti e anche problemi di sonno rendono più difficile perdere peso dopo i 50 anni. Allo stesso tempo, perdere peso, compreso il dannoso grasso della pancia, abbasserà significativamente il rischio di gravi problemi di salute, tra cui diabete, attacchi di cuore e cancro. Naturalmente, quando si invecchia, le possibilità di contrarre una varietà di malattie aumentano. Quando si tratta di ridurre il peso e che il rischio di sviluppare disturbi legati all'età, il digiuno intermittente per le donne sopra i 50 anni può essere una fontana virtuale di giovinezza in certe situazioni. Alcune persone sostengono che l'IF li ha aiutati a perdere peso principalmente perché la breve finestra alimentare li costringe a mangiare meno calorie. Per esempio, invece di tre pasti e due spuntini, hanno tempo solo per due pasti e uno spuntino. Diventano più consapevoli dei cibi che mangiano e preferiscono evitare i grassi malsani, i carboidrati processati e le calorie vuote. Naturalmente, si ha la libertà di scegliere qualsiasi cibo nutriente. Mentre alcune persone usano il digiuno intermittente per limitare il loro consumo giornaliero di calorie, alcuni lo usano in combinazione con una dieta keto, vegana o qualsiasi altra dieta.

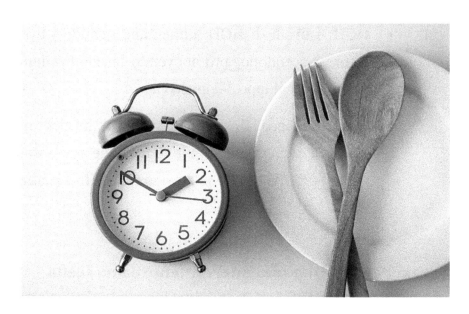

I benefici del digiuno intermittente per le donne potrebbero andare oltre la limitazione delle calorie

Anche se alcuni nutrizionisti sostengono che il riesce solo a permettere alle persone di consumare meno, altri contestano. Suppongono che con lo stesso numero di calorie e altri nutrienti, il digiuno intermittente produce effetti maggiori rispetto ai piani di pasto tradizionali. Gli studi hanno anche proposto che il digiuno per molte ore al giorno realizza più della semplice restrizione calorica.

Queste sono alcune delle modifiche metaboliche che DI induce, che possono spiegare ulteriormente gli effetti sinergici:

- Insulina: Livelli di insulina più bassi durante il periodo di digiuno possono aiutare a bruciare i grassi.

- HGH: i livelli di HGH aumentano quando i livelli di insulina scendono, promuovendo la combustione dei grassi e lo sviluppo dei muscoli.

- Noradrenalina: Il sistema nervoso fornirà questa sostanza chimica alle cellule in reazione a uno stomaco vuoto, informandole che devono rilasciare il grasso per il cibo.

1.2 Perché il digiuno intermittente è una scelta migliore di qualsiasi dieta rigorosa.

Ci sono numerosi vantaggi nel mantenere un peso sano. Il rischio di diabete si abbassa, il disagio alle articolazioni si riduce, il pericolo di alcuni tumori si abbassa e il sistema cardiovascolare è complessivamente più sano. Alcune diete, in particolare la dieta mediterranea, sembrano essere particolarmente adatte a fornire questi benefici, anche se, come per altre diete, questo dipende dalla capacità delle persone di attenersi ad esse e prevenire la sovralimentazione. Secondo una nuova ricerca, un'altra dieta popolare può fornire ancora più benefici per la salute. Almeno, questa è la premessa di alcuni ricercatori che studiano il digiuno intermittente, un metodo per mangiare e non mangiare.

Il digiuno intermittente (DI) si basa su decenni di ricerche che indicano che nutrire i ratti a giorni alterni li mantiene magri e li aiuta ad acquisire meno malattie legate all'invecchiamento e a vivere dal 30 al 40% più a lungo. Il gerontologo Rafael del Cabo del detto National Institute on Ageing e il neurologo Mark Mattson della Johns Hopkins hanno presentato vari dati negli animali e un numero minore negli esseri umani in un articolo di revisione pubblicato sul British Medical Journal nel 2019. Supponiamo che sia una vera e propria fontana della giovinezza nei ratti e, in una certa misura nelle scimmie, abbassando la massa corporea, la pressione sanguigna e i livelli di colesterolo, migliorando i livelli di lipidi, riducendo lo stress ossidativo, mantenendo la funzione del cervello e aumentando la resistenza e la coordinazione. Vari tipi di DI sono stati trovati in studi umani per essere modi di successo per esercitare, regolare lo zucchero nel sangue e abbassare la pressione sanguigna. Ci sono suggerimenti che le forme più rigorose - quelle che coinvolgono digiuni più lunghi o più stretti - offrono maggiori benefici. "Tuttavia, per essere onesti, molti dei benefici che rileviamo negli animali non si traducono in esseri umani", aggiunge Krista Varady, un esperto di nutrizione solo presso l'Università dell'Illinois. "Questa non è una dieta miracolosa".

Il digiuno a giorni alterni, in cui gli individui si differenziano tra giorni di festa (di solito mangiando forse un po' di più) e giorni di digiuno (mangiando solo un piccolo pasto di circa 500 calorie); il piano 5:2, in cui le persone mangiano normalmente 5 giorni a settimana ma solo un piccolo pasto gli altri due giorni; così come il consumo limitato nel tempo, in cui la ristorazione quotidiana è limitata a una finestra di otto ore (o, in alcuni, sei 10 ore).

Molti dei benefici del digiuno intermittente sono attribuiti a un processo noto come commutazione metabolica, in cui il sistema esaurisce la sua riserva di glucosio (un polimero di zucchero) e comincia a bruciare chetoni (un combustibile ricavato dal grasso dal fegato). I fattori di crescita, i segnali immunologici e altre sostanze sono tutti influenzati da questa commutazione. Ma, come sottolinea Mattson, i chetoni non sono l'intero problema. "Questi episodi di saltare la colazione attivano geni e vie di segnalazione che rendono i neuroni più resistenti", sostiene, citando studi su animali come prova. "Si innesca un processo noto come autofagia, in cui le cellule sono in una modalità di resistenza allo stress e riciclo, rimuovendo le proteine danneggiate". Secondo Mattson, i cicli di digiuno e alimentazione sono simili all'esercizio e al riposo: "I tuoi muscoli non diventano più grandi durante l'attività; diventano più grandi dopo il recupero".

Ci sono forti prove che il DI aiuta la perdita di peso. Due studi, ognuno dei quali includeva circa 100 donne anziane, hanno valutato la dieta 5:2 e una dieta che riduceva le calorie giornaliere del 25%; entrambi hanno scoperto che le seguenti diete portavano allo stesso peso - perdita su 3-6 mesi. D'altra parte, i digiunatori intermittenti avevano una migliore gestione dello zucchero nel sangue e perdevano più grasso corporeo. Inoltre, il team di Varady ha scoperto che il digiuno a giorni alterni ha migliorato la sensibilità del corpo all'insulina di e più del doppio rispetto a una dieta standard di taglio delle calorie in uno studio del 2019 con 43 persone in sovrappeso.

Secondo Courtney Peterson, un assistente dietista registrato appartiene dall'Università dell'Alabama a Birmingham, DI può aiutare a ridurre la pressione sanguigna. laboratorio di Peterson trovato che confinando i pasti a una finestra di 6 ore che ha concluso alle 3 del pomeriggio migliorato la sensibilità all'insulina e la pressione sanguigna senza perdita di peso in piccola ma rigorosa ricerca con prediabete maschi DI è anche essere testato in decine di studi clinici per vedere se può prevenire la crescita del cancro e alleviare i sintomi della sclerosi, ictus, colite ulcerosa e altri disturbi.

1.3 L'autofagia e la sua relazione con il digiuno intermittente.

1.3.1 Cos'è esattamente l'autofagia?

Secondo Priya Khorana, Ph.D., in nutrizione corretta alla Columbia University, l'autofagia è il meccanismo del corpo di eliminare le cellule danneggiate per creare cellule più giovani e sane.

Le parole "autofagia" e "auto" significano rispettivamente "auto" e "mangiare". Di conseguenza, autofagia significa "auto-mangiare".

È anche conosciuto come "autodistruzione". Anche se può sembrare qualcuno che preferiresti non accadesse nel tuo corpo, è davvero un bene per la tua salute generale.

Secondo il cardiologo del ponte Dr. Luiza Petre, l'autofagia è un sistema adattivo dell'ego con cui il corpo può rimuovere le cellule danneggiate e riciclare porzioni di esse verso problemi di coordinamento e pulizia.

L'obiettivo dell'autofagia, secondo Petre, è quello di eliminare la spazzatura e di autoregolarsi di nuovo verso prestazioni ottimali e regolari.

"È come premere un pulsante di reset sul tuo corpo, perché ricicla e pulisce allo stesso tempo. Inoltre, aiuta la sopravvivenza e l'adattamento in risposta a numerosi fattori di stress e veleni che si accumulano nelle nostre cellule", dice.

1.3.2 Quali sono i benefici dell'autofagia?

I maggiori benefici dell'autofagia sembrano essere concetti anti-invecchiamento. È meglio riconosciuto, secondo Petre, come il meccanismo del corpo di tornare indietro nel tempo e produrre cellule più giovani.

Secondo Khorana, ogni volta che le nostre cellule sono in difficoltà, l'autofagia aumenta per proteggerci; questo aiuta a prolungare la nostra vita.

Secondo la dietista registrata Scotty Keatley, RD, CDN, attraverso la rottura del materiale cellulare e il suo riutilizzo per i processi vitali.

"Naturalmente, questo richiede energia e non può essere sostenuto all'infinito", dice, "ma ci permette di avere più tempo per ottenere il nutrimento".

L'autofagia ha diversi vantaggi solo a livello cellulare, secondo Petre:

eliminare le proteine nocive dalle cellule, che sono collegate a malattie neurologiche come il Parkinson e l'Alzheimer

utilizza le proteine avanzate fornendo energia PPP e blocchi di costruzione alle cellule che possono ancora essere riparate Promuove la rigenerazione delle cellule sane su una scala maggiore L'autofagia sta anche attirando un sacco di sostegno a causa del suo ruolo potenziale nella prevenzione e nel trattamento del cancro.

"Quando invecchiamo, l'autofagia diminuisce, quindi le cellule che non funzionano più e che possono causare danni sono libere di espandersi, che è il MO delle cellule tumorali", spiega Keatley.

Mentre tutti i tumori maligni iniziano con cellule difettose, secondo Petre, il corpo dovrebbe riconoscere ed eliminare queste cellule frequentemente attraverso processi auto fagici. Di conseguenza, diversi ricercatori stanno studiando se l'autofagia può ridurre al minimo le possibilità di cancro.

Mentre non ci sono prove scientifiche a sostegno di questo, Petre sostiene che alcuni studi Trusted Source mostrano che l'autofagia può distruggere molte cellule maligne.

Lei continua: "È il modo in cui il corpo fa rispettare i cattivi del cancro". "Riconoscere e distruggere ciò che è andato storto, così come avviare il meccanismo di guarigione, aiuta a ridurre il rischio di cancro".

Secondo i ricercatori, la nuova ricerca porterà a nuove intuizioni che permetteranno agli scienziati di affrontare l'autofagia come terapia del cancro.

1.3.3. Digiuno intermittente e autofagia

Autofagia è una parola che implica semplicemente "autoalimentazione". Si ritiene che il digiuno intermittente e le diete chetogeniche provochino l'autofagia, il che ha senso.

Il modo più potente per innescare l'autofagia è il digiuno.

La chetosi, una dieta ad alto contenuto di grassi e basso contenuto di carboidrati, ha gli stessi vantaggi del digiuno senza il digiuno, agendo come una scorciatoia per causare gli stessi cambiamenti metabolici benefici. Permette al corpo una pausa non sovraccaricandolo con un carico esterno, permettendogli di concentrarsi sul proprio benessere e riparazione".

Si riceve circa il 75% delle calorie giornaliere raccomandate dai grassi nella dieta keto, e dal 5 al 10% delle calorie dai carboidrati. I processi metabolici del tuo corpo cambiano a causa del cambiamento delle fonti caloriche. Comincerebbe a usare il grasso come fonte di energia piuttosto che il glucosio ottenuto dai carboidrati.

Come conseguenza di questa limitazione, il corpo continuerà a sviluppare corpi chetonici, che hanno varie proprietà difensive. Gli studi dimostrano che la chetosi può causare l'autofagia indotta dalla fame, che ha proprietà neuro protettive

. I bassi livelli di glucosio sono legati a bassi livelli di insulina ed elevati livelli di glucagone in entrambe le diete. Ed è il grado di glucagone che innesca l'autofagia.

Quando il corpo è a corto di zuccheri a causa del digiuno o della chetosi, provoca uno stress benefico, che attiva la modalità di ripristino della sopravvivenza.

L'esercizio fisico è un fattore non dietetico che può giocare un ruolo nell'induzione dell'autofagia. L'esercizio fisico può indurre l'autofagia negli organi coinvolti nei processi di regolazione metabolica.

Muscoli, pancreas, fegato e tessuto adiposo possono essere inclusi in questo.

1.4 Tipi di digiuno intermittente

Il digiuno intermittente è stato un trend di salute comune negli ultimi anni. Si dice che aiuti le persone a perdere peso, ad aumentare la loro salute metabolica e forse anche a vivere più a lungo. Questa tendenza alimentare può essere affrontata in una varietà di modi. Ogni metodo può essere efficace, ma determinare quale funziona meglio per voi è una decisione personale.

1.16:8

Il digiuno intermittente 16:8 è un tipo di digiuno limitato nel tempo. Richiede di mangiare per otto ore e poi digiunare per le restanti sedici ore.

Alcuni sostengono che questa strategia aiuta il ritmo circadiano del corpo, o orologio interno, a lavorare più efficacemente.

La maggior parte delle persone può digiunare di notte e per una parte del giorno con la dieta 16:8.

Sia al mattino che alla sera, consumano la maggior parte delle loro calorie durante il giorno.

Non ci sono restrizioni sui tipi o quantità di pasti consumati durante l'intervallo di 8 ore.

Potrebbe essere mangiato. A causa della semplicità della strategia, è relativamente facile implementare questa adattabilità.

Come procedere

Il modo migliore per rimanere in pista con la dieta 16:8 è trovare una finestra di digiuno di 16 ore che funzioni per te.

Il tempo di sonno è incluso.

Alcuni medici consigliano di finire il pasto la sera presto perché dopo, il metabolismo rallenta. Questo non è però qualcosa che tutti possono fare.

Altri non saranno in grado di mangiare fino a dopo le 19 o più tardi la sera. Anche allora, prima di andare a letto, si dovrebbe digiunare per 2-3 ore.

Le persone dovrebbero mangiare durante una delle otto ore elencate di seguito:

- Da lunedì a venerdì, dalle 9 alle 17.

- Da lunedì a venerdì, dalle 10 alle 18.

- Dalle 12.00 alle 20.00.

Durante questo periodo, le persone mangeranno i loro pasti e spuntini quando vogliono.

Tempistica. È fondamentale mangiare ogni giorno per evitare picchi e cadute di zucchero nel sangue. un appetito vorace sperimentare per scoprire quando è il momento migliore per mangiare e il momento migliore per mangiare.

Per alcune persone, un certo modo di vivere è necessario.

2.20:4

La "One Meal a Day Diet", conosciuta anche come "20/4 Diet", è una versione più estrema della "One Meal a Day Diet".

Il digiuno intermittente è un tipo di digiuno intermittente. La dieta OMAD richiede alle persone di digiunare per 23 ore al giorno.

Permettere loro di mangiare entro una finestra di un'ora il conteggio delle calorie non fa parte della dieta OMAD.

Questa dieta permette di mangiare tutto ciò che si vuole, e non ci sono cose che non si possono mangiare. Le diete dense di nutrienti, invece, sono incoraggiate per la perdita di peso e la salute generale.

Molte persone credono che il digiuno intermittente 20/4 implichi la limitazione della propria finestra alimentare a sole quattro ore al giorno. Anche se questo è essenzialmente ciò che comporta un digiuno di 20 ore, molte persone non sanno che Ori Hofmekler, il creatore della dieta, era un sopravvissuto dell'Olocausto.

Ha tracciato una strategia di tre settimane e tre fasi.

Secondo Ori, questa strategia e le sue fasi sono fondamentali perché ti aiutano a raggiungere i tuoi obiettivi.

Il corpo si adatta alla Dieta del Guerriero e aumenta la sua capacità di bruciare i grassi.

La strategia è la seguente:

Fase uno - Settimana uno

La fase di disintossicazione è comunemente chiamata così. Ori è stato coinvolto in questa procedura suggerisce che voi:

1. Mangia solo uova sode, yogurt e cereali sani durante le 20 ore di digiuno.

Frutta e verdura, così come la ricotta, sono esempi di alimenti che dovrebbero essere consumati.

Mentre non mangiate, consumate in piccole quantità. Potete bere il latte.

Per quanto riguarda le bevande, il brodo o i succhi di verdura sono accettabili, ma solo in piccole quantità. Caffè, tè e acqua sono tutte bevande gradevoli.

2. La finestra della sovralimentazione - Secondo Hofmekler, un'insalata con olio è il modo migliore per evitare la sovralimentazione.

Durante queste quattro ore, si può mangiare un'insalata con condimento all'aceto per rompere il digiuno. In seguito, è necessario.

A seconda di quanto pesate, dovreste mangiare un pasto grande o una serie di pasti più piccoli.

Avete una quantità limitata di tempo. Fagioli, cereali integrali e altre proteine a base di piante, puoi incorporare le verdure nei tuoi pasti.

Fase due - Seconda settimana

La "settimana ad alto contenuto di grassi" è così chiamata. Le regole di questa fase sono le seguenti:

1. La finestra di sottoalimentazione - Durante queste 20 ore, puoi mangiare le stesse quantità limitate di cibi, latte, succhi di verdura e brodo chiaro della prima settimana.

2. La finestra della sovralimentazione - A differenza della prima settimana, non puoi mangiare cibi amidacei, cereali integrali o carboidrati durante queste quattro ore. Invece, romperai il tuo digiuno con un'insalata di olio e aceto, seguita da noci, verdure cotte e proteine animali per il tuo prossimo pasto (o pasti più piccoli).

Fase tre - Terza settimana

Questo è noto come "ciclo ad alto contenuto di carboidrati e proteine" o "settimana conclusiva di perdita di grasso". Il consumo nutrizionale di questa settimana dovrebbe essere il seguente:

- 1-2 giorni ad alto contenuto di carboidrati

- 1-2 giorni ad alto contenuto di proteine e basso contenuto di carboidrati

- 1-2 giorni ad alto contenuto di carboidrati

- 1-2 giorni ad alto contenuto di proteine e basso contenuto di carboidrati

- 1-2 giorni ad alto contenuto di carboidrati

- 1-2 giorni ad alto contenuto di proteine e basso contenuto di carboidrati

Giorni con molti carboidrati

1. Finestra di sottoalimentazione - Continua a mangiare gli stessi pasti della prima settimana.

2. Finestra di sovralimentazione - Mangia un'insalata identica a quella che hai mangiato per rompere il digiuno. Il prossimo grande pasto o i pasti più piccoli possono essere costituiti da alcune proteine animali, alcune verdure cotte e una fonte principale di carboidrati: mais, patate, riso, orzo, pasta integrale o avena.

Giorni a basso contenuto di carboidrati e ad alto contenuto di proteine

1. Consumate gli stessi pasti e bevande che avete mangiato e bevuto nelle ultime due settimane durante la finestra di 20 ore di sottoalimentazione.

2. Finestra di sovralimentazione di 4 ore - Iniziare la giornata con la stessa insalata, poi mangiare da 227 a 454 grammi di proteine animali totali e qualche verdura non amidacea e cotta per il resto della giornata.

3. Frutta - Mentre i cereali e le verdure amidacee dovrebbero essere evitati in questi giorni, se hai ancora fame alla fine della giornata, consuma della frutta.

Dopo che il periodo di 3 settimane è passato, bisogna ricominciare il processo da capo.

Se non ti piace questo approccio, segui le istruzioni di non mangiare per le prime 20 ore e consuma pasti equilibrati e altamente proteici solo durante la finestra di sovralimentazione di 4 ore.

3. 12:12 ore

12:12 è un tipo di digiuno intermittente (DI), un modo di mangiare in cui il corpo brucia il grasso per l'energia piuttosto che il glucosio. Sei costretto a mangiare il tuo consumo calorico tipico in una finestra di 12 ore e poi a digiunare per le restanti 12 ore, piuttosto che mangiare quando vuoi durante il giorno. Questo significa che se si cena alle 8 di sera, non si sarà pronti per la colazione fino alle 8 del giorno successivo. Il DI 12:12 è considerato il più semplice.

4. 23:1 (OMAD)

Detto, OMAD è l'abitudine di mangiare solo un pasto al giorno. Non fa raccomandazioni sul fatto che si debba mangiare o meno. Vi istruisce solo a mangiare una volta. L'OMAD, pari a un rapporto facile 23:1, è la forma più estesa di alimentazione limitata nel tempo (mangiare in una finestra di 1 ora e digiunare per 23 ore). Nella sua forma più pura, l'OMAD non richiede una restrizione calorica o una struttura specifica di macronutrienti. Ciononostante, per questo pasto, si raccomanda di attenersi alla propria dieta bilanciata e a basso contenuto di carboidrati.

Combinando l'alimentazione limitata nel tempo e il digiuno intermittente, l'OMAD può aiutare a regolare il diabete, ridurre l'iper insulinemia e migliorare la sindrome metabolica.

Secondo la pratica clinica, espandere la finestra di digiuno esaspera alcune condizioni metaboliche. Di conseguenza, l'OMAD può offrire migliori benefici rispetto ai digiuni più brevi, se praticato correttamente.

Un esempio di una settimana che utilizza OMAD è il seguente:

- **Lunedì: consumare** 1.800 calorie in uno schema alimentare limitato nel tempo 16:8 consumando due pasti.

- **Martedì:** OMAD (circa 1.200 calorie) (supponendo un consumo calorico giornaliero di 1.800). Mira a un apporto di carboidrati di 10 grammi, un apporto di proteine di 105 grammi e un apporto di grassi di 104 grammi. Per alcuni, questa quantità di informazioni può essere schiacciante. In questo caso, provate a prolungare l'orario della vostra alimentazione in modo da poter fare uno "spuntino" di noci e formaggio prima di mangiare il resto del pasto un'ora dopo.

- **Mercoledì:** consumare 1.800 calorie in due pasti seguendo uno schema alimentare limitato nel tempo 16:8.

- **Giovedì:** come il martedì

- **Venerdì:** 1.800 calorie, due pasti e una dieta a tempo 16:8

- **Sabato:** mangia quello che vuoi (a patto che tu rimanga in pista con la tua dieta a basso contenuto di carboidrati!)

- **Domenica:** identico al martedì

5. 5:2

La dieta 5:2 prende il suo nome perché si mangia regolarmente cinque giorni alla settimana e si riduce fortemente il consumo di cibo negli altri due.

Anche se il nome "digiuno" è un po' fuorviante, la dieta 5:2 è un tipo popolare di digiuno intermittente.

A differenza di un vero digiuno, che comporta l'assenza di pasti per un certo periodo di tempo, la dieta 5:2 mira a mantenere l'apporto calorico nei giorni di digiuno al 25% del totale giornaliero nei giorni di non digiuno.

Un individuo che consuma regolarmente 2.000 calorie al giorno consumerà 500 calorie nei giorni di digiuno.

È necessario per fornire al corpo le calorie e le sostanze nutritive di cui ha bisogno per prosperare, e i giorni di digiuno non devono essere necessariamente consecutivi.

I giorni di digiuno sono generalmente alternati, come il lunedì e il giovedì o il mercoledì e il sabato.

Parte del fascino della dieta è la sua versatilità. Invece di limitare rigorosamente l'assunzione di cibo di una persona, la dieta 5:2 enfatizza una gestione nutrizionale rigorosa in soli due giorni della settimana. Alcune persone si sentiranno più a loro agio con il loro cibo a causa di questo, e non si sentiranno private per tutto il tempo.

Nei cinque giorni regolari della dieta 5:2, tuttavia, si dovrebbe seguire una dieta nutriente.

È possibile che abbuffarsi di pasti elaborati o zuccherati per cinque giorni e poi fare una pausa non avrà lo stesso successo che attenersi a un regime alimentare pulito durante la settimana.

La dieta 5:2 ha molti vantaggi, tra cui la perdita di peso e un rischio ridotto di diabete di tipo 2.

Includere alimenti nella sua dieta.

- fibre e verdure

- una fonte di proteine

- bacche di colore scuro

Cibi da cui stare lontani

- cibi lavorati, che sono spesso raffinati e ricchi di calorie.

- grassi saturi, come quelli che si trovano nei grassi animali, negli oli da cucina e nel formaggio.
- cibi con carboidrati raffinati come pasta, pane e riso bianco

6. Digiuno a giorni alterni

Il digiuno intermittente può assumere diverse forme, compreso il digiuno a giorni alterni.

Puoi digiunare tutti i giorni che vuoi in questa dieta, ma puoi mangiare quello che vuoi nei giorni di non digiuno.

La variante più popolare di questa dieta è il digiuno "modificato", che permette di mangiare.

Nei giorni di digiuno, si consumano circa 500 calorie.

Il digiuno a giorni alterni può aiutare a perdere peso ma anche ad aumentare il rischio di malattie cardiache.

Il diabete di tipo 2 e l'insufficienza renale sono due condizioni che possono portare alla morte.

Per i novizi, ecco un'introduzione passo dopo passo al digiuno a giorni alterni.

I potenziali vantaggi dell'ADF alla fine del periodo di ricerca, l'ADF aveva guadagnato alcuni vantaggi, tra cui quelli che sono stati correlati a una maggiore durata di vita

- Il peso corporeo e il grasso della pancia sono entrambi diminuiti.

- I livelli di chetoni sono aumentati.

- I livelli di un marcatore biologico sono scesi.

- I livelli di colesterolo sono più bassi.

Qual è il meccanismo che sta dietro?

Nei giorni di digiuno, puoi bere tutte le bevande senza calorie che vuoi. Ecco alcuni esempi:

Ecco alcuni esempi:

- l'elemento dell'acqua

- una tazza di tè

- caffè non zuccherato

Devi ingerire circa 500 calorie ogni giorno, o il 20-25 per cento delle tue calorie totali giornaliere.

Se stai utilizzando un approccio ADF modificato, avrai bisogno di più energia nei giorni di digiuno.

La dottoressa Krista Varady, che ha condotto la maggior parte delle ricerche sull'ADF, ha nominato i più.

La "Every Other Day Diet" è una variante popolare di questa dieta.

Sia che le calorie del giorno di digiuno siano consumate intorno al pranzo o alla cena, o in piccole quantità durante il giorno, i benefici dei pasti durante il giorno sul benessere e la perdita di peso sembrano essere gli stessi.

Per alcune persone, il digiuno a giorni alterni è più facile da mantenere rispetto ad altri tipi di digiuno di diverse diete impegno a digiuno a giorni alterni (in cui il consumo di calorie è limitato a giorni alterni), d'altra parte, nei giorni di digiuno, limitato al 25% del fabbisogno calorico) non è stato preferito alla restrizione calorica quotidiana durante un anno.

La maggior parte delle diete ora incorporano una versione aggiornata di 500 calorie nei giorni di digiuno.

Il digiuno a giorni alterni è un esperimento. Questo è previsto per essere molto più a lungo termine.

Ha meno successo del digiuno totale nei giorni di digiuno, ma è comunque efficace.

7. Digiuni più lunghi

Un digiuno di 48 ore è la durata più comune del digiuno prolungato.

In linea di principio, un digiuno di 48 ore è semplice: ci si concede una vacanza di due giorni dal mangiare.

Il primo giorno, una strategia popolare è quella di evitare di mangiare dopo cena.

Il terzo giorno si può riprendere a mangiare.

Anche le bevande a zero calorie come il caffè nero, l'acqua e il tè dovrebbero essere consumate contrariamente alla percezione popolare, durante il periodo di digiuno bere molta acqua per evitare la disidratazione, che è uno degli effetti collaterali più pericolosi.

durante i periodi di digiuno prolungati che seguono, è fondamentale reintrodurre i pasti gradualmente. Come risultato, lo stomaco sovra stimolato, che può portare a nausea, gonfiore e altri sintomi sgradevoli così come la diarrea il tuo primo pasto dovrebbe essere uno spuntino leggero, come una manciata o due di mandorle.

La carestia Un pasto leggero dovrebbe essere servito una o due ore dopo.

Si può mangiare regolarmente nei giorni di non digiuno, purché non si ecceda in pasti densi di calorie, è più comune fare un digiuno di 48 ore una o due volte al mese piuttosto che ogni giorno.

La maggior parte dei metodi di digiuno prevede il digiuno una o due volte alla settimana. Non è impossibile.

Ulteriori benefici per la salute possono essere ottenuti distanziando adeguatamente i digiuni di 48 ore.

Il digiuno di 48 ore non è raccomandato per tutti, quindi provate prima con digiuni più brevi.

Prima di impegnarsi in una sessione di due giorni, come il 16:8 o il giorno alternato si avvicina.

Questo vi aiuterà a capire come il corpo reagisce a un cambiamento nutrizionale.

1.5 Consigli e trucchi per ottenere il massimo dal digiuno intermittente.

Se decidi di utilizzare il DI, ha un sacco di vantaggi per la dieta, soprattutto se stai cercando di perdere peso, perché è quando trovo il DI più efficace.

Se fatto correttamente, può assistervi;

Permettersi di mangiare pasti più grandi una volta che si mangia può aiutare a gestire la fame.

Permettere una maggiore flessibilità nutrizionale può aiutarvi a rispettare la vostra dieta.

Quando si tratta del successo generale e della capacità di raggiungere i propri obiettivi, gestire la fame e attenersi alla dieta è fondamentale. Il digiuno intermittente può aiutarvi a raggiungere questo obiettivo, ma mentre alcune persone possono digiunare per lunghi periodi con difficoltà minime, altre, soprattutto quando iniziano, possono trovarlo più impegnativo.

Ecco alcuni suggerimenti per aiutarti a sfruttare al meglio il tuo tempo e rendere il viaggio un po' più semplice.

1: Iniziare il digiuno subito dopo cena.

Una delle migliori idee che posso darvi sarà quella di iniziare il digiuno dopo cena se state facendo un digiuno giornaliero o settimanale. Questo implica che dormirai per la maggior parte del tuo periodo di digiuno. Specialmente se usi un programma di digiuno giornaliero come il 16:8 e inizi il digiuno dopo cena.

Trascorrere 1-3 ore guardando la televisione o impegnandosi in altre attività serali.

Dormire da 6 a 9 ore.

In precedenza hai digiunato per 7-12 ore, il che rende un digiuno di 16 ore molto più sopportabile. Vale a dire; un maggiore impegno per una dieta sana un modo più rilassato di vivere la fame è più facile da controllare saltare la prima colazione è pericoloso per la tua salute?

2: Consumare cibi più soddisfacenti

Ogni cibo che mangiate ha un impatto sulla vostra capacità di attenersi alla dieta e al digiuno, ed è qui che il DI può aiutarvi. Considera la tua tipica dieta per perdere grasso:

Al mattino, mangiate uova o porridge.

Seguì un pranzo insapore di petto di pollo non raffinato, patate dolci e verdure.

Dopo l'allenamento, mangia delle proteine e bevi dell'acqua o un frullato.

Poi si finisce la giornata con un pasto serale altrettanto poco ispirato.

Se siete fortunati, sarete in grado di scroccare abbastanza calorie per mangiare una manciata di noci un paio di volte al giorno. Sei insoddisfatto e scontento della prospettiva di dover ricominciare tutto da capo, e ancora, e ancora, fino a raggiungere il tuo obiettivo di peso... se non ti fermi prima.

Per non aggiungere la fame e i desideri che vengono con una dieta come questa. Considera la tua dieta per la perdita di grasso quando stai facendo un digiuno intermittente.

Si rinuncia alla colazione in favore di acqua e caffè (e qualsiasi altra bevanda senza calorie - vedi #4).

Arriva l'ora di pranzo, e stai ancora mangiando petto di pollo, ma questa volta è condito con una fantastica salsa BBQ e servito con patate cremose e un contorno di verdure con condimento.

Dopo l'allenamento, mangia delle proteine e bevi dell'acqua o un frullato.

È ora di cena e tu sei fuori a festeggiare il compleanno di un amico con la pizza.

Questo ti avrebbe fatto andare nel panico o, peggio, non presentarti perché non volevi incasinare il tuo metabolismo; tuttavia, con le calorie risparmiate saltando la colazione, fai la tua parte e sai che sei ancora dentro la tua quota calorica giornaliera.

Hai più che abbastanza calorie che includevano 1-2 piccoli spuntini nei giorni in cui non sei fuori nella frittata serale.

Questo distingue il DI da altri protocolli dietetici: la possibilità di mangiare qualsiasi cibo si scelga e di consumare una dieta più gratificante e quindi saziante. Gli alimenti che sono sazianti includono:

- Patate

- Yogurt

- Uova

- Banane

- Farina d'avena

- Zuppe

O oggetti che si possono consumare in grandi quantità senza assumere un gran numero di calorie;

- Frutta

- Verdure

- Legumi

Questa non è una scusa per abbuffarsi (vedi punto 2), ma è un'opportunità per progettare una dieta per perdere grasso che amerete e a cui vi atterrete nel lungo periodo.

3: Mantenere un programma intenso

La noia è il tuo avversario. È l'assassino silenzioso che divora silenziosamente i tuoi progressi, logorandoti gradualmente per farti retrocedere. Considera questo per un momento...

Quante volte la noia vi ha fatto mangiare più di quanto dovreste volere o persino sapere che state facendo?

Sei al lavoro e stai facendo qualcosa di monotono, e gli snack che sono stati ammessi in cucina ti chiamano.

Sei a casa a guardare Netflix, che va bene ma non è molto coinvolgente, e ti sorprendi a cercare la merenda senza pensare.

Sei in aeroporto, in attesa del tuo volo, e stai esplorando i negozi o sei seduto nei ristoranti... mangiando.

Ma cosa ti fa mangiare esattamente quando sei annoiato?

Questo è dovuto alla dopamina, un neurotrasmettitore che si trova nel cervello. La dopamina è importante per il comportamento motivato dalla ricompensa e ti fa sentire bene quando raggiungi un obiettivo.

È stato dimostrato che mangiare aumenta i livelli di glucosio e, di conseguenza, le sensazioni positive che produce. Più di questo, è "il cibo spazzatura che ti fa sentire benissimo, specialmente i cibi pesanti in zucchero, grassi e sodio".

La ricerca esistente (1) dimostra che gli individui che erano noiosi mangiavano più calorie di quelli che non sono annoiati, e un nuovo studio (2, 3) rivela che "la noia aumenta notevolmente l'assunzione di cibo [in] sia obesi che normali [soggetti]".

Non è strano che si mangi di più di quando si è annoiati; il cervello è quasi programmato per cercare che la dopamina sia alta.

Come e quando attenersi a una dieta senza andare fuori di testa.

4: Sopprimere l'appetito

Quando si è a digiuno, le sensazioni di fame possono indubbiamente colpire di tanto in tanto. Quando questo accade, la chiave è sopprimere l'appetito, e il metodo corretto per farlo è con liquidi a zero calorie che aiutano a produrre pienezza e a tenere a bada le voglie fino a quando il digiuno non viene interrotto.

Sei pronto a partire, perché come bevanda non ha calorie; gli esempi includono:

- Acqua

- Acqua che brilla

- Una tazza di caffè nero

- Una tazza di tè nero

- Il tè verde è un tipo di tè che viene utilizzato.

- Bevande dietetiche

5: Mangiare un pasto di dimensioni regolari per rompere il digiuno

Quando abbiamo discusso come DI non è una scusa per consumare tutto quello che vuoi, abbiamo menzionato questo. Fornito, come qualsiasi altra dieta, efficace solo per la riduzione del grasso o il guadagno muscolare se si mantiene un deficit calorico sufficiente. Questo implica che quando si tratta di un'opportunità per rimuovere il digiuno, non si vuole correre alcun rischio, soprattutto se il vostro obiettivo è quello di perdere peso.

Sì, saltare la colazione fa risparmiare calorie e permette di mangiare di più in altri momenti, ma se si esagera, si distrugge il deficit calorico che si è lavorato così duramente per raggiungere. Ora, la quantità del vostro pasto alla rottura del digiuno sarà determinata dal fatto che avete appena finito di allenarvi o che vi allenerete più tardi nel corso della giornata.

Con questo in mente, ecco alcuni consigli per aiutarvi a rimanere in pista:

1 - Mi sono appena allenato

In questa situazione, questo pasto dovrebbe rappresentare il 50-60% delle calorie totali e comprendere vari macronutrienti.

2 - Esercitarsi più tardi

In questo caso, vorresti che questo pasto rappresentasse il 30-50% delle tue calorie totali, e dovrebbe contenere una varietà di macronutrienti.

Questi consigli vi aiuteranno a rompere il vostro digiuno senza andare in eccesso, fornendo una stima di quanto consumare in base alle vostre circostanze.

Otterrete il massimo dal vostro digiuno se avrete questa fase nel modo giusto, poiché sarete in grado di mantenere il giusto apporto calorico pur avendo ancora abbastanza calorie per godere di pasti soddisfacenti alla fine della giornata.

6: Rispettare un programma

Il Dizionario Cambridge definisce la routine come "un modo normale o fisso di fare affari", e quando si tratta di COME questo può essere realizzato, può essere fatto attraverso;

Ogni giorno, iniziate e finite il vostro digiuno alla stessa ora.

Seguendo una dieta settimanale che consiste degli stessi (o comparabili) cibi ogni giorno, preparando il cibo in anticipo, è più facile rimanere al tuo piano DI se hai una routine. Quando capite cosa funziona per entrambi e vi attenete ad esso ogni giorno, eliminate l'esitazione e il terzo. Tutto quello che puoi fare ora è portarlo a termine.

Per non parlare del fatto che attenersi a un regime riduce l'affaticamento decisionale. Che è la frase che indica quando la vostra capacità di prendere decisioni si deteriora dopo un lungo periodo in cui le avete prese. Questo indica che se si è costantemente di fronte a decisioni come;

Cosa mangerai?

Quando lo mangerai?

Quando hai l'opportunità di prepararlo?

Se le calorie e i macro sono giusti per te, fai pure.

Alla fine raggiungerai un punto in cui il tuo "muscolo decisionale" è consumato, e prenderai la decisione sbagliata o facile. Riducendo il numero, le decisioni, che devi prendere ogni giorno, stai effettivamente rimuovendo i potenziali blocchi stradali al tuo successo.

Se hai problemi a ottenere i risultati che desideri e ti ritrovi spesso a deviare dalla tua dieta e dalle ore di digiuno, stabilire un programma ti aiuterà.

7: Lasciare il tempo per l'autoregolazione

È naturale volere risultati immediati...

Saltare lo scomodo stadio di novizio e passare direttamente ad un esperto stagionato o almeno allo stadio "so più o meno cosa sto facendo". D'altra parte, bypassare questa fase iniziale di apprendimento significa prepararsi al fallimento. Il digiuno richiede tempo al tuo corpo per acclimatarsi, specialmente se è il tuo primo giorno.

È molto normale sentire i morsi della fame prima ancora di iniziare, ed è anche molto ragionevole fare qualche errore. Questo non implica che tu debba rinunciare o che non funzionerà per te. Invece, è un'occasione per imparare, per riflettere sul perché o sul come si è commesso un errore, e per prendere provvedimenti per evitare che si ripeta.

Sarete consapevoli dei problemi futuri come risultato di questo processo.

Abbiate fiducia in questo processo e seguitelo anche quando le cose diventano difficili; ricordate che nessuno è grande la prima volta, la decima o anche la centesima; persistete e non solo vi adatterete, ma farete anche il primo passo verso lo sviluppo dell'attitudine necessaria per avere successo.

8: Avere il giusto atteggiamento

So che sembro stupido, ma le idee più cruciali hanno spesso bisogno di essere lette più volte prima di affondare veramente. È uno di quei casi... Se niente sta funzionando per te, saltare la colazione non è una soluzione rapida o una scorciatoia per i tuoi obiettivi.

È solo un'altra opzione nutrizionale che può essere abbastanza benefica per alcune persone se presa correttamente e sotto il proprio stile di vita. È fondamentale ricordare questo quando si usa il DI e capire che questi risultati dipendono interamente da voi, anche se può fornire risultati sorprendenti.

Tenere traccia dell'assunzione di calorie e macronutrienti

Formazione coerente

Sovraccaricare gradualmente il sistema.

Questo è vero per tutte le diete, quindi sia che stiate facendo il digiuno intermittente o qualcos'altro, tenetelo a mente. Ecco tre strategie per aiutarvi a sviluppare questa mentalità:

Stabilite degli obiettivi basati su ciò che è veramente realizzabile, non su ciò che avreste voluto fosse realizzabile.

Concentratevi sui vostri sforzi e capite che il miglior percorso verso il successo è quello di lavorare con costanza verso un unico obiettivo.

Sii paziente e comprendi che come non hai perso il tuo fisico da sogno in un giorno, una settimana o un mese, non sarai in grado di recuperarlo nello stesso lasso di tempo.

9: Consumare BCAA

Quando ci si allena a digiuno, si dovrebbero ingerire 10 grammi di BCAA (aminoacidi a catena ramificata) quando si inizia.

Se non hai intenzione di rompere il digiuno dopo l'allenamento, è una buona idea prendere 10 grammi extra. Tuttavia, se si programma il primo pasto dopo l'allenamento, non sarà necessario preoccuparsi del dosaggio successivo.

10: Divertirsi

Il digiuno intermittente, se fatto correttamente, può permettersi una significativa libertà nutrizionale e quindi la felicità. Questo perché, a seconda di quello che mangi regolarmente, saltare la colazione può farti risparmiare da 300 a 1.000 calorie.

Per rendere la vostra dieta più piacevole, potete spostare queste calorie nel vostro pranzo, cena o 1-2 spuntini. Come esempio;

Cena di sera per il compleanno di un amico? Non c'è problema! Salta la colazione in favore di un pranzo ricco di proteine, e avrai abbastanza calorie da goderti la sera senza superare il tuo limite calorico giornaliero.

Stai progettando una vacanza o un viaggio? Ottimo! Salta la colazione, fai molti esercizi e mangia due pasti abbondanti ogni pomeriggio e sera.

Hai un deficit calorico? Certo! Smetti di fare colazione per risparmiare calorie che potrebbero essere utilizzate per mangiare pasti più sazianti alla fine della giornata per evitare di sentirti costantemente affamato mentre cerchi di perdere peso.

Esiste un'altra forma di incontro sociale? Buon divertimento! Puoi sempre conservare le calorie con il digiuno per qualsiasi occasione in cui ti aspetti di mangiare molto più spesso.

Naturalmente, si dovrebbe ancora seguire la linea guida 70/30 (conosciuta anche come la regola 60/40 / 80/20), che afferma che la maggior parte della vostra dieta dovrebbe consistere in alimenti nutrienti contenenti un mix diversificato di minerali e vitamine, così come una varietà di macronutrienti. Il restante 30% può essere costituito da cibi che vi piacciono, anche se mancano di minerali e vitamine. Come risultato, sarete in grado di:

Mantieni la tua sanità mentale.

Tentare di evitare gli impulsi.

Mantenete la vostra dieta.

Punto vendita

Il DI è una fantastica strategia dietetica per ridurre il peso, e mentre alcune persone sembrano volare attraverso il loro digiuno anche senza pensare a mangiare, altri lo trovano più difficile.

Un po' di assistenza potrebbe andare lontano nell'assistere questi individui nell'ottenere il massimo rapidamente. Se seguite le linee guida delineate in questa sezione, sarete in grado di fare proprio questo;

- Difenditi dalla fame

- Quando hai fame, non mangiare alla cieca.

- Tenete sotto controllo le vostre abitudini alimentari.

- Mantenete la vostra dieta.

1.6 Errori comuni che le persone fanno quando si avvicinano al digiuno intermittente.

1. Iniziare rapidamente con il digiuno intermittente

Uno dei più grandi errori che si possono fare è iniziare troppo in fretta. Ci si può preparare al fallimento se ci si immerge nel DI senza prima averci fatto l'abitudine. Può non essere facile passare dal mangiare tre grandi pasti o sei piccoli pasti al giorno al mangiare in un arco di tempo di quattro ore, per esempio.

Invece, introduci gradualmente il digiuno. Se vuoi usare l'approccio 16/8, aumenta gradualmente la durata tra i pasti fino a quando puoi lavorare comodamente in 12 ore. Poi, per portare la finestra a 8 ore, sottrai qualche minuto al giorno quando ci sei.

2. Scegliere il piano di digiuno intermittente sbagliato

Hai comprato cibi interi come pesce e pollo, frutta e verdura, e contorni nutrienti come quinoa e lenticchie, e sei pronto a tentare il digiuno intermittente per perdere peso. Il problema è che non hai scelto la strategia di DI che ti garantirà il successo. Per esempio, se vai in palestra sei giorni alla settimana, digiunare completamente per due di quei giorni potrebbe non essere l'approccio migliore per te.

Piuttosto che saltare in un programma senza pensarci, esamina il tuo stile di vita e scegli il piano che meglio si adatta al tuo programma e alle tue abitudini.

3. Mangiare eccessivamente nella finestra di digiuno

Il minor tempo rimasto per mangiare significa ingerire meno calorie, che è uno dei motivi per cui molti scelgono di tentare il Digiuno Intermittente. D'altra parte, alcune persone mangeranno il loro numero tipico di calorie durante la finestra di digiuno. Pertanto, è possibile che non si perda peso a causa di questo.

Non mangiare il tuo apporto calorico giornaliero di 2000 calorie in una finestra. Invece, punta a un apporto calorico di 1200 - 1500 calorie nel momento in cui rompi il digiuno. Se digiuni per 4, 6 o 8 ore, il numero di pasti che mangi sarà determinato anche dalla lunghezza della finestra di digiuno. Se ti trovi in uno stato di povertà e hai bisogno di mangiare, rivaluta il piano che hai scelto di seguire, o prenditi un giorno di pausa dal DI per concentrarti e poi torna in pista.

4. Nella tua finestra di digiuno, mangiare gli alimenti sbagliati

La sovralimentazione coincide con l'errore dell'Interval Training di mangiare cose sbagliate. Non vi sentirete bene se avete un periodo di digiuno di 6 ore e lo riempite di cibi elaborati, grassi o zuccherati.

Come ho detto nel mio pezzo, Eating Clean for Beginners, mangiate cibi sani e interi. Il pilastro della vostra dieta diventa proteine magre, grassi buoni, noci, legumi, cereali non trasformati e verdure e frutta sane. Inoltre, quando non sei a digiuno, tieni a mente questi suggerimenti per una dieta sana:

Piuttosto che mangiare al ristorante, cucinate e mangiate a casa.

Leggi le etichette nutrizionali per conoscere gli additivi come lo sciroppo di mais e l'olio di palma modificato che non sono ammessi.

Fate attenzione ai dolcificanti nascosti e limitate l'assunzione di sodio.

Invece di cibi fabbricati, cucinate cibi interi.

Fibre, carboidrati e grassi nutrienti e proteine magre dovrebbero essere tutti presenti nel tuo pasto.

5. Restrizione calorica nella finestra di digiuno

Sì, esiste una restrizione calorica eccessiva. Non è sano mangiare o meno di 1200 calorie durante la finestra di digiuno. Non solo, ma ha il potenziale di rallentare il tuo tasso metabolico. Se riduci troppo il tuo metabolismo, inizierai a perdere massa muscolare invece di guadagnarla.

Per evitare di commettere questo errore, pianificate i vostri pasti per la settimana nel fine settimana. Avrete pasti equilibrati e salutari a portata di mano in pochissimo tempo. Poi, quando è il momento di mangiare, si può scegliere tra varie opzioni salutari, nutrizionali ed equilibrate dal punto di vista calorico.

6. Rompere un digiuno intermittente senza rendersene conto

È importante essere consapevoli delle rotture rapide nascoste. Per esempio, sapevate che il sapore dello zucchero fa sì che il cervello rilasci insulina? Questo innesca il rilascio di insulina, rompendo così il digiuno. Ecco alcuni alimenti, integratori e prodotti inaspettati che possono interrompere un digiuno e scatenare una risposta insulinica:

Integratori contenenti destrina di malto e pectina, così come altri ingredienti.

Lo zucchero e il grasso si trovano nelle vitamine come quelle degli orsetti gommosi.

Usare dentifricio e collutorio con xilitolo come dolcificante.

Lo zucchero può essere trovato nel rivestimento dei farmaci antidolorifici come l'Advil.

Rompere il digiuno è un errore comune nel digiuno intermittente. Quando non mangi, pulisciti i denti con una pasta di acqua e bicarbonato di sodio, leggi attentamente le istruzioni e prendi vitamine e integratori.

7. Bere insufficientemente durante il digiuno intermittente

Il DI richiede che tu rimanga idratato. Tieni presente che il tuo corpo non sta assorbendo i liquidi che normalmente verrebbero consumati con il pasto. Di conseguenza, se non stai attento, gli effetti avversi possono buttarti giù. Per esempio, se ti permetti di diventare disidratato, potresti avere mal di testa, crampi muscolari e una forte fame.

Includere anche quanto segue nella vostra giornata per evitare questo errore ed evitare sintomi spiacevoli come crampi e mal di testa:

Acqua

2 cucchiai di aceto di sidro di mele e acqua

una tazza di caffè nero

Tè verde, tè nero, tè alle erbe, tè oolong

8. Quando si è a digiuno a intermittenza, non esercitare

Alcune persone credono di non poter fare esercizio durante un periodo DI, quando in realtà è la situazione ideale. L'esercizio fisico ti aiuta a bruciare il grasso che è stato immagazzinato nel tuo corpo. Inoltre, mentre fai esercizio, i tuoi livelli di ormone umano della crescita aumentano, favorendo la crescita muscolare. Ci sono, comunque, alcune linee guida da seguire per ottenere il massimo dai tuoi allenamenti.

Tenete a mente i seguenti fattori per ricevere i migliori risultati dai vostri sforzi:

Fai coincidere i tuoi allenamenti con gli orari dei pasti, e poi consuma carboidrati e proteine nutrienti nei 30 minuti dopo aver finito l'allenamento.

Se l'allenamento è faticoso, assicurati di mangiare prima per ricostituire le tue riserve di glicogeno.

Basa il tuo allenamento sul tuo approccio al digiuno; se sei a digiuno da 24 ore, non fare nulla di faticoso quel giorno.

Durante il digiuno, e in particolare durante l'allenamento, rimani idratato.

Fai attenzione ai segnali del tuo corpo; se inizi a sentirti debole o stordito, rilassati o smetti di allenarti.

9. Essere troppo severi con sé stessi quando si digiuna a intermittenza, se si scivola

Un errore non equivale alla sconfitta! Avrai dei giorni in cui una dieta DI è particolarmente difficile, e non credi di essere in grado di continuare. Va bene fare delle pause se necessario. Metti da parte un giorno per concentrarti. Attieniti al tuo piano alimentare sano, ma concediti delizie come un eccellente frullato proteico o una porzione di nutriente manzo e broccoli il giorno dopo.

Non cadere nella trappola di lasciare che il digiuno intermittente prenda il sopravvento su tutta la tua vita. Invece, consideralo una parte di uno stile di vita sano, e non dimenticare di prenderti cura di te stesso in altri modi. Goditi un buon libro, fai esercizio, passa del tempo di qualità con la tua famiglia e mangia il più sano possibile. Fa tutto parte del processo di diventare la migliore versione di te stesso.

Capitolo 2: Come iniziare con il digiuno intermittente

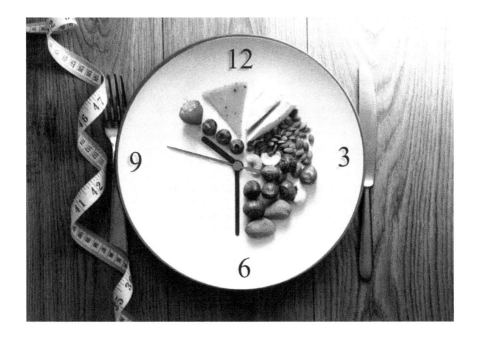

È importante notare che il digiuno intermittente non è realmente una dieta. È un metodo di mangiare a tempo. A differenza di un piano dietetico che limita la provenienza delle calorie, il digiuno intermittente non definisce quali elementi una persona dovrebbe consumare o evitare. Anche se il digiuno intermittente ha vari benefici per la salute, in particolare la perdita di peso, non è per tutti.

Il digiuno intermittente comporta l'alternanza di tempi di alimentazione e digiuno. Le donne possono trovare difficile all'inizio mangiare solo per un breve periodo di tempo ogni giorno o alternare i giorni in cui si mangia e non si mangia. In questo capitolo, riceverai consigli su come iniziare il digiuno, come fissare obiettivi personali, preparare i pasti e determinare il fabbisogno calorico.

Il digiuno intermittente è un approccio famoso per raggiungere i seguenti obiettivi:

- semplificare la loro vita

- perdita di peso

- minimizzare le conseguenze dell'invecchiamento e aumentare la loro salute e il loro benessere generale

Il digiuno è generalmente sicuro per le donne più sane e ben nutrite. Tuttavia, potrebbe non essere accettabile per coloro che hanno problemi medici. Le seguenti linee guida hanno lo scopo di aiutare le persone che sono pronte a iniziare il digiuno a renderlo il più semplice e di successo possibile.

2.1 Determina i tuoi obiettivi personali.

Una persona che inizia il digiuno intermittente di solito ha uno scopo specifico in mente. Potrebbe essere per la perdita di peso, una migliore salute generale o una migliore salute metabolica. L'obiettivo finale di una persona la aiuterà a determinare la migliore strategia di digiuno e a calcolare quante calorie e nutrienti ha bisogno.

2.2 Selezionare un metodo.

Prima di tentare un'altra strategia di digiuno, una persona dovrebbe di solito attenersi ad una per almeno un mese.

Quando si tratta di digiunare per motivi di salute, ci sono quattro opzioni da considerare. In primo luogo, una persona dovrebbe scegliere la strategia che meglio soddisfa le sue esigenze e che crede di poter mantenere.

Questi sono alcuni di loro:

- Mangiare fermarsi e mangiare
- Dieta del guerriero
- Leangains
- Digiuno a giorni alterni

Prima di adottare una diversa strategia di digiuno, una persona dovrebbe di solito continuare con una per un mese intero per scoprire se funziona per lei. Inoltre, prima di iniziare qualsiasi programma di digiuno, chiunque abbia un problema medico dovrebbe consultare il proprio medico.

Quando si sceglie una strategia, tenere a mente che non si deve mangiare una certa quantità o tipo di cibo o evitare del tutto alcuni pasti. Una persona è libera di consumare qualsiasi cosa desideri. Tuttavia, è bene consumare una dieta sana, ricca di fibre e verdure per raggiungere gli obiettivi di salute e perdita di peso durante i periodi di alimentazione.

Nei giorni in cui si mangia, abbuffarsi di pasti malsani potrebbe sabotare la vostra salute. Durante i giorni di digiuno, è anche fondamentale bere abbastanza acqua o altri liquidi ipocalorici.

2.2.1 Eat Stop & Eat

Eat Brad Pilon ha creato stop Eat, ed è un approccio di digiuno che comporta non mangiare per 24 ore due volte alla settimana. Non fa differenza quanti giorni una donna digiuna o quando inizia. L'unica condizione è che il digiuno deve essere fatto per almeno 24 ore e in giorni diversi.

Le donne che non mangiano per più di 24 ore sono inclini ad avere molta fame. Eat Stop Eat potrebbe non essere la tecnica migliore per chi è nuovo al digiuno.

2.2.2 Dieta del guerriero

La Dieta del Guerriero, creata da Ori Hofmekler, comprende il mangiare poco o niente per 20 ore al giorno. Nelle restanti quattro ore, gli individui che digiunano in questo modo consumano tutto il loro consumo abituale di cibo.

Mangiare un'intera giornata di pasti può sconvolgere lo stomaco di una persona in un periodo di tempo così breve. Questa è la strategia di digiuno più intensa, e come Eat Stop Eat, non è raccomandata per chi è nuovo al digiuno.

2.2.3 Leangains

Martin Berkhan ha progettato Leangains per i sollevatori di peso, ma da allora ha guadagnato appeal tra altre persone interessate al digiuno. Il digiuno per Leangains è sostanzialmente più breve di quello per Eat Stop Eat & the Warrior Diet.

Le donne sopra i 50 anni che scelgono l'approccio Leangains, per esempio, digiuneranno per circa 14 ore e poi mangeranno tutto ciò di cui hanno bisogno per le successive 10 ore.

Durante il digiuno, ci si deve astenere dal mangiare qualsiasi cibo ma si possono consumare tutte le bevande non caloriche che si desiderano

2.2.4 Metodo 5:2 di digiuno a giorni alterni

Per migliorare la glicemia, il colesterolo e la perdita di peso, alcuni individui digiunano a giorni alterni. Per esempio, nella dieta 5:2, una persona consuma da 500 a 600 calorie in due giorni non consecutivi a settimana.

Alcuni piani di digiuno a giorni alterni includono un terzo giorno di digiuno ogni settimana. Una persona mangia solo la quantità di calorie che consuma durante il giorno per il resto della settimana. Questo si traduce in un deficit calorico nel tempo, permettendo alla persona di perdere peso.

Le risorse online sono accessibili per i metodi di digiuno Warrior, Eat Stop Eat e Leangains.

2.3 Determinare il tuo fabbisogno calorico

Quando si è a digiuno, non ci sono limitazioni di cibo, ma le calorie devono comunque essere contate.

Le persone che vogliono perdere peso devono sviluppare un deficit calorico, il che significa che devono consumare meno calorie di quelle che consumano. Al contrario, coloro che vogliono acquisire peso devono assumere più calorie di quelle che consumano.

Sono disponibili numerosi strumenti per aiutare una persona a calcolare il suo fabbisogno calorico e determinare quante calorie deve assumere ogni giorno per perdere o guadagnare peso. Una persona potrebbe anche chiedere consiglio a un medico o a un dietologo sul numero di calorie di cui ha bisogno.

2.4 Creare un piano alimentare.

Una persona che sta cercando di perdere o guadagnare peso può scoprire che pianificare i suoi pasti per il giorno o la settimana è vantaggioso.

La preparazione dei pasti non deve essere limitante. Invece, considera l'apporto calorico e assicura che i giusti nutrienti siano inclusi nella dieta.

La pianificazione dei pasti ha diversi vantaggi, tra cui l'assistenza nel conteggio delle calorie e la garanzia che una persona abbia a portata di mano le forniture appropriate per cucinare piatti, pasti veloci e spuntini.

2.5 Tieni traccia delle tue calorie.

Le calorie non sono tutte uguali. Anche se questi metodi di digiuno non specificano il numero di calorie che una persona dovrebbe assumere durante il digiuno, il valore nutrizionale del pasto deve essere considerato.

In generale, si dovrebbe consumare cibo denso di nutrienti, o il cibo con un'alta quantità di nutrienti per caloria. Tuttavia, anche se una persona non deve evitare completamente il cibo spazzatura, dovrebbe comunque mangiarlo con moderazione e concentrarsi su alternative più sane per trarne i maggiori benefici.

2.6 Effetti legati all'esercizio fisico

Il digiuno intermittente non deve influenzare la capacità di esercizio nelle donne oltre i 50 anni, tranne durante il periodo in cui il corpo si adatta al nuovo modello alimentare. Una persona non dovrebbe sperimentare alcun impatto negativo del digiuno sulla sua abitudine all'allenamento dopo il periodo di adattamento.

Coloro che si preoccupano della perdita muscolare durante il digiuno dovrebbero ingerire abbastanza proteine durante i periodi di alimentazione e impegnarsi in un regolare allenamento di resistenza. Il digiuno ha meno probabilità di causare la perdita muscolare se il consumo di proteine viene mantenuto.

Capitolo 3: Benefici del digiuno intermittente per la salute delle donne sopra i 50 anni

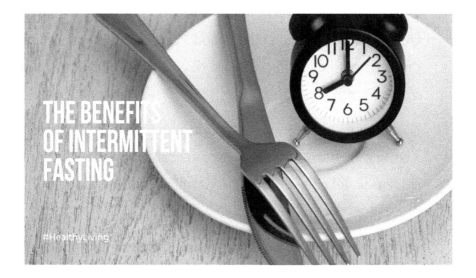

(DI) può aiutare a perdere peso e allo stesso tempo abbassare il rischio di acquisire varie condizioni croniche.

3.1 Salute cardiovascolare

La principale causa di morte nel mondo sono le malattie cardiache.

La pressione alta, il colesterolo LDL più alto e gli alti livelli di trigliceridi sono tre dei fattori più comuni per le malattie cardiache.

Il digiuno intermittente per le donne sopra i 50 anni ha ridotto la pressione sanguigna del 6% in circa otto settimane in uno studio su 16 uomini e donne obesi.

Secondo lo stesso studio, il digiuno intermittente ha anche ridotto il colesterolo LDL del 25% e i trigliceridi del 32%.

Quindi, le prove che suggeriscono una relazione tra il digiuno intermittente e livelli più bassi di colesterolo LDL e trigliceridi sono miste.

4 settimane di digiuno intermittente, come durante la festa islamica di Ramadan, non ha mostrato alcun risultato in una riduzione del colesterolo LDL o trigliceridi, secondo uno studio di 40 peso normale per.

Prima che i ricercatori possano comprendere appieno l'impatto del digiuno intermittente sulla salute del cuore, sono necessari studi di qualità superiore con tecniche molto più robuste.

3.2 Diabete

Il digiuno intermittente può anche aiutare a controllare il diabete e a ridurre la possibilità di svilupparlo.

Il digiuno intermittente, come la restrizione calorica continua, sembra abbassare diversi fattori di rischio del diabete.

Lo fa principalmente riducendo i livelli di insulina e diminuendo la resistenza all'insulina.

Sei mesi di digiuno intermittente hanno abbassato i livelli di insulina del 29% e la resistenza all'insulina del 19% in uno studio di controllo randomizzato di più di circa 100 donne sovrappeso o obese. I livelli di lattato nel sangue sono rimasti invariati.

Inoltre, è stato dimostrato che il DI per 8-12 settimane abbassa i livelli di glucosio del 20-31% e i livelli di lattato nel sangue del 3-6% nelle persone con antidiabete, una situazione in cui i livelli di lattato nel sangue sono alti ma non abbastanza per diagnosticare il diabete.

In termini di zucchero nel sangue, però, (DI) potrebbe non essere così buono per le donne come lo è per gli uomini.

Un piccolo studio ha indicato che la gestione dello zucchero nel sangue delle donne è peggiorata dopo 22 giorni di digiuno a giorni alterni, mentre i livelli di zucchero nel sangue degli uomini non sono stati influenzati.

Dato questo effetto collaterale, la diminuzione dell'insulina e della resistenza all'insulina ridurrebbe certamente il rischio di diabete, specialmente nelle persone antidiabetiche.

3.3 Perdita di peso

Se fatto correttamente, il digiuno intermittente potrebbe essere una strategia semplice e di successo per ridurre il peso, poiché i digiuni a breve termine possono aiutare a consumare meno calorie e perdere peso.

Diversi studi hanno scoperto che il digiuno intermittente ha lo stesso successo delle tipiche diete ipocaloriche per la perdita di peso a breve termine.

Il digiuno intermittente ha portato a una perdita di peso media di 15 libbre. (6,8 kg) nell'arco di 3-12 mesi, secondo una revisione del 2018 delle prove su persone in sovrappeso.

Secondo un altro studio per 3-24 settimane, il digiuno intermittente ha abbassato il peso corporeo del 3-8% nelle persone sovrappeso o obese. Secondo lo studio, i partecipanti hanno abbassato il loro girovita del 3-7% durante lo stesso periodo.

Vale la pena notare che le conseguenze a lungo termine del digiuno intermittente sulla perdita di peso femminile sono ancora sconosciute.

Il digiuno intermittente sembra aiutare la perdita di peso a breve termine. Tuttavia, la quantità che si perde sarà molto probabilmente determinata da quante calorie si assumono durante i periodi di non digiuno e anche per quanto tempo ci si attiene alla dieta.

3.4 Potrebbe aiutarti a mangiare meno

Passare al digiuno intermittente può aiutare a mangiare meno naturalmente.

Secondo uno studio, quando il consumo di cibo dei giovani uomini è stato limitato a un periodo di quattro ore, hanno mangiato 650 calorie in meno ogni giorno.

Un altro studio ha esaminato l'impatto di un lungo digiuno di 36 ore sui comportamenti alimentari in 24 uomini e donne sani. Nonostante il consumo di più calorie nel giorno successivo al digiuno, il bilancio calorico totale degli individui si è ridotto di 1.900 calorie, una diminuzione considerevole.

3.5 Brucia grassi e noradrenalina

Il digiuno fa sì che il sistema nervoso invii messaggi di neurotrasmettitori (noradrenalina) che inducono il corpo a bruciare i grassi per l'energia. Di conseguenza, la procedura porta a una diminuzione di peso a lungo termine senza sacrificare la massa muscolare.

3.6 Difendersi dallo stress ossidativo

Molte malattie legate all'età sono esacerbate dallo stress ossidativo (sostanze chimiche instabili che distruggono le cellule). Secondo la ricerca, il DI può aiutarvi ad aumentare le vostre difese biologiche contro i radicali liberi.

3.7 Aumenta la speranza di vita

Come da uno studio di Harvard, il DI può cambiare la funzione dei mitocondri (organelli che producono energia nelle cellule) e forse allungare la durata della vita. È stato dimostrato che il digiuno capovolge le reti mitocondriali, mantenendole giovani e promuovendo il metabolismo dei grassi.

3.8 Altri vantaggi per la salute

Il digiuno intermittente può potenzialmente avere vari benefici per la salute, secondo diverse ricerche su animali e umani.

- Il digiuno intermittente ha dimostrato in diversi studi di abbassare i principali marcatori di infiammazione. L'infiammazione cronica può causare un aumento di peso e una serie di altri problemi di salute.

- Miglioramento del benessere psicologico: Secondo uno studio, 8 settimane di digiuno intermittente hanno ridotto la depressione e le abbuffate nelle persone obese, migliorando l'immagine del corpo.

- Mantenere la massa muscolare: Rispetto alla restrizione calorica costante, il digiuno intermittente sembra avere molto più successo nel mantenere la massa muscolare. Anche mentre sei a riposo, avere più massa muscolare aiuta, si bruciano più calorie.

Prima che qualsiasi giudizio possa essere formato sui benefici del digiuno intermittente per le donne, ulteriori ricerche devono essere fatte in studi umani ben progettati.

Capitolo 4: Come funziona il digiuno intermittente per le donne sopra i 50 anni

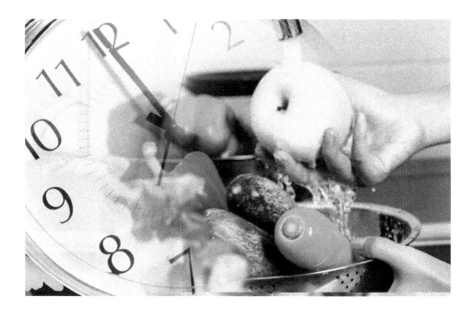

L'obiettivo di base del digiuno intermittente è quello di reindirizzare l'attenzione del corpo lontano dalla digestione del cibo e verso cose come il recupero e il mantenimento. Durante la fase di digiuno, il tuo corpo entra effettivamente in modalità fame e attraverso una serie di cambiamenti metabolici. Poiché non c'è cibo da digerire nello stomaco, il corpo si concentra sul recupero e sul mantenimento. In secondo luogo, quando i carboidrati non sono disponibili, il corpo entra in chetosi, uno stato durante il quale il grasso immagazzinato nel corpo viene consumato per l'energia. Questa procedura aiuta la perdita di peso.

Il digiuno intermittente significa semplicemente stare senza cibo per un periodo di tempo, di solito tra le 12 e le 48 ore. La tua finestra di digiuno è il periodo di tempo durante il quale ingerisci solo liquidi come tisane, acqua o brodo.

Per aiutare a mantenere regolare l'assunzione di vitamine e minerali durante il digiuno, alcuni esperti suggeriscono di bere succhi di verdura verde a basso contenuto calorico e prendere integratori, mentre altri ritengono che solo l'acqua dovrebbe essere ingerita. Le regole del digiuno intermittente, come molti altri aspetti della salute, sono discutibili in base a chi si chiede.

Avrai una finestra alimentare se digiuni per meno di 24 ore. Questa è la quantità di tempo in cui devi mangiare prima di iniziare il digiuno. La finestra alimentare per la maggior parte delle donne sopra i 50 anni che praticano il digiuno intermittente è tra le sei e le dodici ore. 12 ore, 14 ore, 16 ore e 18 ore sono i tempi di digiuno più tipici.

Se hai digiunato per 12 ore, per esempio, la tua finestra alimentare sarebbe effettivamente di 12 ore. Potresti iniziare a mangiare alle 7 del mattino e concludere alle 19. Il giorno dopo, alle 7 del mattino, dovresti rompere il digiuno.

Mentre alcuni dei metodi di digiuno intermittente disponibili online sembrano essere più intensivi di altri (alcuni possono arrivare fino a 48 ore), la bellezza generale del digiuno

—

intermittente è che puoi scegliere e sperimentare la lunghezza del tuo digiuno. Questo ti permette non solo di capire come il digiuno intermittente si adatta al tuo stile di vita, ma anche di trovare il felice mezzo di digiuno che ti fa sentire meglio fisicamente.

4.1 Pro e contro del digiuno intermittente per le donne sopra i 50 anni (e perché può diventare difficile)

Il digiuno intermittente può fornire i seguenti vantaggi:

- Perdita di peso che dura

- Un aumento della massa muscolare magra

- Più vitalità

- Un aumento della risposta allo stress delle cellule

- L'infiammazione e lo stress ossidativo sono ridotti.

- La resistenza all'insulina nelle donne in sovrappeso è migliorata.

- Aumento della produzione del fattore di crescita neurotrofico (che potrebbe aumentare la funzione cognitiva)

Ecco quando diventa difficile. Anche se il digiuno intermittente ha alcuni vantaggi, le donne sono più sensibili ai segnali di carestia rispetto agli uomini; quindi, il digiuno intermittente per le donne sopra i 50 anni è una bestia completamente diversa.

Quando il corpo femminile sente che la carestia si sta avvicinando, aumenta la produzione degli ormoni dell'appetito grelina e leptina, che dicono al corpo che è ora di mangiare. Inoltre, se non hai abbastanza nutrimento per prosperare, il tuo corpo spegnerà l'intero sistema che ti permette di generare un altro essere umano. Anche se non sei incinta o stai cercando di concepire, questo è il modo naturale del corpo di proteggere una futura gravidanza.

Non è che ti stai affamando deliberatamente, ma il tuo corpo non ne è consapevole. Poiché non riesce a distinguere tra la fame vera e propria e il digiuno intermittente, ricade in questa strategia difensiva.

Di conseguenza, alcuni degli svantaggi legati agli squilibri ormonali causati dal digiuno intermittente possono includere:

- Periodi irregolari (o perdita totale del periodo)

- Stress sul metabolismo

- Le ovaie si stanno restringendo.

- Ansia

- Problemi di sonno

Poiché tutti gli ormoni sono così strettamente collegati, quando uno è interrotto, anche gli altri ne soffrono. È come una reazione a catena. Non vuoi incasinare i "messaggeri" che controllano praticamente ogni funzione del tuo corpo, dalla produzione di energia alla digestione, al metabolismo e alla pressione sanguigna.

Con tutti questi svantaggi, potresti chiederti se potresti (o vorresti) praticare il digiuno intermittente come donna che ha più di 50 anni. La risposta è sì, se si adotta un approccio più disinvolto. Il digiuno intermittente, se fatto per un periodo di tempo più breve, può ancora aiutarti a perdere peso e a fornire gli altri benefici descritti sopra senza rovinare i tuoi ormoni.

4.2 Le migliori tecniche di digiuno intermittente per le donne sopra i 50 anni

Quindi, cosa significa avere un atteggiamento rilassato verso il digiuno intermittente? Abbiamo a che fare con una zona un po' torbida qui, perché non ci sono state molte ricerche significative sul digiuno intermittente. Le opinioni differiscono a seconda del sito web che si visita o del professionista della salute che si consulta. Secondo quello che abbiamo scoperto, le linee guida generali per le donne quando si tratta di digiuno intermittente breve sono le seguenti:

- Non rimanere senza cibo per più di 24 ore alla volta.

- Digiunare da 12 a 16 ore, se possibile.

- Durante le prime due o tre settimane di digiuno, evitate di digiunare in giorni consecutivi (supponiamo, se state facendo un digiuno di 16 ore, fatelo 3 giorni alla settimana invece di 7)

- Durante il digiuno, bevi molti liquidi (come brodo di ossa, tè alle erbe o acqua).

- Nei giorni di digiuno, condurre solo attività leggere come lo yoga, il jogging, le passeggiate e lo stretching facile.

Il digiuno intermittente ti permette di mangiare tutto quello che vuoi. Tuttavia, questo non vi dà il diritto di avere tutto quello che volete. Devi mangiare cose che siano sane e nutrienti. Anche durante la finestra di digiuno, devi evitare di rompere il digiuno consumando qualsiasi cosa che contenga calorie. Bevande ad alto contenuto di carboidrati o zucchero possono indurre il tuo corpo a secernere insulina, impedendoti di realizzare le ricompense del digiuno intermittente. Cosa si può mangiare e bere durante il digiuno:

- L'acqua è una bevanda senza calorie che ti mantiene idratato.

- Caffè o tè con appena un cucchiaino di latte - bere solo tè o caffè non zuccherati.

- Aceto di sidro di mele - L'aceto di sidro di mele diluito potrebbe aiutarti a rimanere idratato e ad evitare le voglie durante il digiuno.

4.3 Quando si dovrebbe evitare il digiuno intermittente?

Non tutti sono adatti al digiuno intermittente. Se sei una delle seguenti donne, il digiuno intermittente non è una buona idea:

- Quando sei sotto pressione,
- Storia di disturbi alimentari
- Avere problemi a dormire

Inoltre, il digiuno intermittente dovrebbe integrare una buona dieta e uno stile di vita, non compensare cinque giorni di consumo di elementi nutrizionalmente carenti come i cibi trasformati, lo zucchero raffinato e il fast food.

4.4 Effetti collaterali e sicurezza

La maggior parte delle donne sopra i 50 anni sembrano essere sicure quando usano varianti modificate del digiuno intermittente.

D'altra parte, alcuni studi hanno scoperto che i giorni di digiuno possono causare fame, cambiamenti d'umore, mancanza di concentrazione, diminuzione dell'energia, mal di testa e alito cattivo.

I cicli mestruali delle donne sono stati segnalati anche per essere cessati durante una dieta a digiuno intermittente, secondo alcuni rapporti su Internet.

Prima di tentare il digiuno intermittente, chiedete al vostro medico se avete un problema medico.

- La consulenza medica è particolarmente necessaria per le donne che:

- Avere una storia di disordini alimentari.

- Avere il diabete o avere frequentemente un calo di zuccheri nel sangue.

- Sono sottopeso, malnutriti o carenti di nutrienti.

- Hai problemi di fertilità o una storia di amenorrea? (mestruazioni mancate).

Infine, il digiuno intermittente sembra avere un profilo di sicurezza favorevole. Tuttavia, se hai qualche problema, come l'assenza del tuo periodo mestruale, dovresti smettere immediatamente.

4.5 Consigli per iniziare

Non è facile adattarsi al digiuno intermittente, soprattutto se lo si fa tutto in una volta. Una cosa che dobbiamo sicuramente evitare durante i nostri periodi di alimentazione è l'abbuffata di grandi quantità di cibi trasformati. Potremmo non notare alcun risultato se proviamo questo! Prima di tutto, vi invito a cambiare le vostre abitudini alimentari. Prima di tentare il digiuno intermittente, entrare in una routine di mangiare nel modo più sano possibile sarebbe abbastanza vantaggioso. Iniziate a farlo due settimane prima di iniziare il vostro regime di digiuno intermittente, e questo renderà l'adattamento molto più agevole.

È impegnativo rimanere in pista, ma ecco cosa si dovrebbe fare per rimanere in pista.

Smettere di sgranocchiare di notte. Questo è di gran lunga il compito più difficile, ed è dove spenderai la maggior parte delle tue energie. Ma ricordate ciò che ha detto David Sinclair sulla fame che è un promemoria del bene che state dando al vostro corpo durante il giorno. Di conseguenza, condiziona la tua mente ad accettare quei piccoli morsi della fame durante il giorno. Sai che sarò in grado di mangiare a breve, e stai facendo la tua parte per migliorare la tua salute generale.

Usa il sale grosso dell'Himalaya per ingannare il tuo corpo e fargli credere di non avere fame. Quando hai fame, metti qualche granello sotto la lingua e dimentica che hai fame. Starai pensando se funzionerà, ma è così!

Ho letto che quando sei a digiuno, non dovresti prendere nessuna vitamina perché il tuo corpo deve fare tutto il lavoro da solo. Quindi questo è quello che si dovrebbe fare.

Quando si rompe il digiuno, la prima cosa che si dovrebbe mangiare sono le proteine. Non ha niente a che vedere con i grassi o i carboidrati. Questo avrà un effetto positivo sul tuo fisico.

Se state avendo una giornata davvero frenetica, eseguite un digiuno di 20/4 in modo da non dovervi preoccupare del cibo, della preparazione dei pasti o della pianificazione, a seconda di quello che state facendo.

Capitolo 5: Tipi di digiuno intermittente che funzionano meglio per le donne

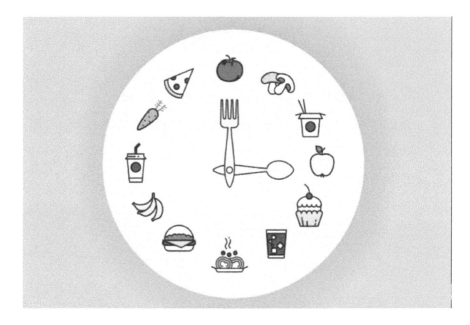

Non esiste una strategia unica per tutte le diete. Questo vale anche per il digiuno intermittente.

Le donne dovrebbero, in media, adottare un atteggiamento più rilassato al digiuno rispetto ai maschi.

Tempi di digiuno più brevi, meno giorni di digiuno, e/o l'assunzione di una quantità inferiore di calorie nei giorni di digiuno sono tutte opzioni possibili.

Ecco alcune delle migliori opzioni di digiuno intermittente raccomandate per le donne:

1. Metodo di Crescendo: Digiuno di 12-16 ore due o tre volte alla settimana. I giorni di digiuno non dovrebbero essere consecutivi e dovrebbero essere distribuiti uniformemente durante la settimana (per esempio, lunedì, mercoledì e venerdì).

2. Eat-stop-& eat (noto anche come le 24 ore del protocollo) è una strategia dietetica in cui si mangia per una certa quantità di tempo e poi smettere Una volta o anche due volte a settimana, andare su un completo digiuno di 24 ore (massimo due volte a settimana per le donne). Iniziare con digiuni di 14-16 ore e lavorare per gradi.

3. La dieta 5:2 (chiamata anche "la dieta del digiuno") comprende la limitazione delle calorie al 25% della tua assunzione regolare (circa 500 calorie) per 2 giorni alla settimana e il mangiare "normale" per i restanti cinque giorni. I giorni di digiuno dovrebbero essere separati da un giorno.

4. Digiunare ogni giorno ma mangiare normalmente nei giorni di non digiuno è noto come digiuno a giorni alterni modificato. In un giorno di digiuno, puoi ingerire il 20-25 per cento del tuo normale consumo calorico (circa 500 calorie).

5. L'approccio 16/8 (noto anche come "metodo Leangains") comporta un digiuno di 16 ore e il consumo di tutte le calorie in una finestra di otto ore. Le donne dovrebbero iniziare con digiuni di 14 ore e lavorare fino a 16 ore.

È comunque fondamentale mangiare bene durante i periodi di non digiuno, indipendentemente dall'opzione scelta. Potresti non vedere la stessa perdita di peso e gli stessi benefici per la salute se mangi molte cose cattive e caloriche durante i periodi di non digiuno.

Alla fine della giornata, il metodo ottimale è quello che si può sopportare e mantenere nel tempo senza causare effetti dannosi per la salute.

Capitolo 6: Gli alimenti che le donne sopra i 50 anni dovrebbero mangiare a digiuno intermittente

Si prega di consultare un esperto di salute prima di fare grandi cambiamenti nella dieta per assicurarsi che sia la scelta più intelligente per voi.

Il digiuno intermittente (DI) genera un certo scalpore nel congestionato mondo delle diete, nonostante la parola "digiuno" sia molto premonitrice.

Una discreta quantità di ricerche (anche se con piccoli campioni) mostra che la dieta può aiutare le donne a perdere peso e a controllare i loro livelli di zucchero nel sangue.

Una fonte affidabile Non è una sorpresa che tutti e la loro zia siano saltati sul carro del DI.

Forse l'attrattiva deriva dall'assenza di restrizioni alimentari: si può mangiare quando si vuole, ma non necessariamente ciò che si vuole.

Tuttavia, è altrettanto necessario considerare cosa c'è in gioco. Dovresti rompere il tuo digiuno con pinte di gelato e sacchetti di patatine? Molto probabilmente no. Ecco perché abbiamo compilato una lista delle cose migliori da mangiare in una dieta DI.

Cosa si dovrebbe mangiare quando si fa DI?

Lauren Harris-Pincus, MS, RDN, scrittrice di The Protein-Packed Breakfast Club, aggiunge: "Non ci sono stipulazioni o vincoli su quale tipo o quanto cibo mangiare mentre si pratica il digiuno intermittente".

Tuttavia, Mary Purdy, MS, RDN, presidente di Dietitians in Integrative & Functional Medicine, non è d'accordo che "i vantaggi [di IF] sono improbabili per accompagnare i pasti Big Mac coerenti".

Secondo Pincus e Purdy, una dieta ben bilanciata è la chiave per perdere peso, mantenere i livelli di energia e attenersi al piano.

"Chiunque cerchi di ridurre il peso dovrebbe mangiare cibi densi di nutrienti tra cui frutta, verdura, cereali integrali, latticini, noci, fagioli, semi e proteine magre", raccomanda Pincus.

"Le mie raccomandazioni sarebbero abbastanza simili ai pasti che generalmente raccomanderei per una salute ottimale - cibi interi ad alto contenuto di fibre e non trasformati che offrono varietà e sapore", dice Purdy.

Per dirla in un altro modo, se mangiate molte delle cose elencate qui sotto, non avrete fame durante il digiuno.

6.1 Acqua

OK, quindi questo non è strettamente cibo, ma è incredibilmente vitale per sopravvivere al DI.

L'acqua è essenziale per la salute di quasi tutti gli organi principali del tuo corpo. Evitarla come parte del tuo digiuno non sarebbe saggio. I tuoi organi giocano un ruolo critico nel mantenerti in vita.

Il volume d'acqua che ogni individuo dovrebbe bere dipende dal sesso, dall'altezza, dal peso, dal grado di esercizio e dal clima.

Una fonte affidabile, Tuttavia, il colore della vostra urina è un buon indicatore. In ogni caso, è preferibile che sia giallo pallido.

La disidratazione, che può indurre mal di testa, stanchezza e stordimento, è indicata da urine giallo scuro. Quando la combini con una mancanza di cibo, hai una ricetta per il fallimento - o, come minimo, una pipì piuttosto scura.

Se l'acqua semplice non vi piace, provate ad aggiungervi una spremuta di succo di limone, alcune foglie di menta o fette di cetriolo.

Ecco perché l'H2O regna sovrana.

6.2 Avocado

Mangiare il frutto più calorico quando si cerca di ridurre il peso può sembrare paradossale. Ma, d'altra parte, l'avocado vi manterrà sazi anche durante i periodi di digiuno più rigorosi grazie al maggiore contenuto di grassi insaturi.

I grassi insaturi, secondo la ricerca, mantengono il corpo pieno anche se non si sente la fame.

Una fonte affidabile Il tuo corpo manda segnali che non ha bisogno di andare in modalità fame urgente poiché ha un nutrimento adeguato. Anche se hai fame nel mezzo di un periodo di digiuno, i grassi insaturi mantengono queste indicazioni più a lungo.

Un altro studio ha scoperto che includere mezzo avocado nel tuo pranzo ti aiuta a rimanere pieno per ore in più rispetto a chi non mangia il frutto verde e molliccio.

6.3 Frutti di mare e pesce

C'è una ragione per cui le linee guida dietetiche americane raccomandano da 2 a 3 porzioni da quattro once di pesce a settimana.

Oltre ad essere ricco di grassi e proteine sane, Trusted Source è anche ricco di vitamina D.

E se si preferisce mangiare durante le finestre ristrette, non si vuole ottenere un botto nutrizionale in più quando lo si fa?

Non sarete mai a corto di modi per preparare il pesce perché ci sono così tante opzioni.

6.4 Verdure crocifere

La parola con la "f" - fibra - è abbondante in alimenti come cavoletti di Bruxelles, broccoli e cavolfiori.

È fondamentale mangiare regolarmente cibi ricchi di fibre per mantenerti regolare e assicurare che la tua fabbrica di cacca funzioni in modo efficiente.

La fibra potrebbe anche farvi sentire pieni, il che è benefico se non mangerete per altre 16 ore.

Le verdure crocifere possono anche aiutare ad evitare il cancro.

6.5 Patate

Ripeti dopo di noi: I cibi bianchi non sono tutti orribili.

Negli anni '90, i ricercatori hanno scoperto che le patate sono uno degli alimenti più sazianti.

una fonte affidabile, uno studio del 2012 ha riconosciuto che includere le patate in una dieta sana può aiutare nella perdita di peso. (Spiacente, ma le patatine fritte e le french fries non contano).

6.6 Legumi e fagioli

Nella dieta DI, il tuo condimento preferito per il peperoncino potrebbe essere il tuo migliore amico.

Il cibo, principalmente i carboidrati, fornisce energia per l'attività fisica. Non ti stiamo suggerendo di impazzire con i carboidrati, ma includere carboidrati a basso contenuto calorico come fagioli e legumi nella tua dieta non può fare male. Questo può aiutarti a rimanere sveglio durante il periodo di digiuno.

Inoltre, è stato dimostrato che pasti come ceci, piselli, fagioli neri e lenticchie aiutano le persone a perdere peso anche quando non sono a dieta.

6.7 I probiotici

Cosa preferiscono mangiare le piccole creature dell'intestino? Sia la consistenza che la varietà sono importanti. Quando hanno fame, questo suggerisce che non sono contenti. E se il tuo intestino non è felice, potresti notare alcuni spiacevoli effetti collaterali, come la stitichezza.

Aggiungete alla vostra dieta alimenti ricchi di probiotici, come kefir, kombucha e crauti, per combattere questo disagio.

6.8 Bacca

Questi frullati essenziali sono pieni di vitamine e minerali. Ma questo non è nemmeno l'aspetto più eccitante.

Le persone che hanno mangiato molti flavonoidi, come quelli che si trovano nei mirtilli e nelle fragole, hanno avuto aumenti di BMI più bassi in 14 anni rispetto agli individui che non hanno mangiato bacche, secondo uno studio del 2016.

6.9 Uova

Un uovo grande ha 6,24 grammi di proteine e richiede solo pochi minuti di cottura. E, soprattutto quando si mangia meno, ottenere la stessa o più proteina possibile è fondamentale per rimanere pieni e far crescere i muscoli.

Quelli che mangiavano una colazione a base di uova piuttosto che un bagel avevano meno fame e mangiavano meno durante il giorno, secondo uno studio del 2010.

Per dirla in un altro modo, se stai cercando qualcosa da fare durante il tuo digiuno, perché non far bollire un mucchio di uova? Poi, al momento opportuno, potrai mangiarle.

6.10 Noci e semi

Anche se le noci sono più caloriche della maggior parte degli spuntini, includono qualcosa che gli altri spuntini non hanno: i grassi sani.

Inoltre, non preoccupatevi delle calorie! Secondo uno studio del 2012, una porzione da 1 oncia di mandorle (circa 23 noci) contiene il 20% di calorie in meno rispetto alle indicazioni dell'etichetta. una fonte affidabile

La masticazione non rompe completamente le pareti cellulari delle mandorle, secondo lo studio. Questo mantiene intatta la sezione della noce e impedisce che venga assorbita dal corpo durante la digestione. Di conseguenza, mangiare mandorle potrebbe non fare la differenza nelle calorie giornaliere come si potrebbe pensare.

6.11 Consumare cereali integrali

Le diete e il consumo di carboidrati sembrano appartenere a 2 categorie diverse. Non è sempre così, come sarete sollevati nell'apprendere. Poiché i cereali integrali sono ricchi di fibre e proteine, una piccola quantità ti terrà soddisfatto a lungo. una fonte affidabile

Quindi esci dalla tua zona di comfort e prova il farro, il bulgur, il farro, il Kamut, il sorgo, l'amaranto, il miglio o il freekeh, un nirvana di cereali interi.

Capitolo 7: Gli alimenti che le donne sopra i 50 anni dovrebbero evitare

7.1 Zucchero

Lo zucchero che è stato raffinato serve ad aumentare i livelli di insulina nel corpo, che promuove l'accumulo di grasso. Sfortunatamente, colpisce anche il sistema immunitario, rendendo più difficile combattere le infezioni e i contagi. Quindi, la prossima volta che vai a prendere un'altra fetta di torta, considera il tuo girovita.

7.2 Bevande gassate

Le bevande gassate includono calorie vuote che contribuiscono all'aumento di peso, per non parlare dell'alto contenuto di zucchero. Il fruttosio e altre sostanze chimiche sono usate per fare questo zucchero. Questo tipo di zucchero è difficile da bruciare, soprattutto intorno al tronco. Nelle bevande dietetiche si usano anche dolcificanti artificiali, che sono dannosi per la salute.

7.3 Prodotti derivati dal latte

L'intolleranza al lattosio, che può essere lieve o grave, è generalmente accompagnata da gas. Riduci l'assunzione di formaggio, yogurt e gelato se ti senti gonfio. Scegli il latte senza lattosio se noti una differenza.

7.4 Carne

Se non puoi eliminare la carne dalla tua dieta, ridurla è un metodo rapido per perdere peso.

7,5 Alcool

Poiché l'alcol deprime il sistema nervoso centrale, diminuisce il metabolismo. Quando l'alcol viene introdotto in un pasto elevato e ipercalorico, uno studio britannico ha scoperto che meno carboidrati adiposi vengono bruciati e più vengono trattenuti come grasso corporeo. Di conseguenza, piuttosto che un bicchiere di vino rosso, è consigliabile lavare i pasti con acqua.

7.6 Carboidrati

I carboidrati raffinati, come pane, patate e riso, causano un picco di insulina, abbassando il tasso metabolico basale.

Inoltre, quando le persone riducono l'assunzione di carboidrati, il loro appetito diminuisce e la loro perdita di peso.

7.7 Cibi che sono stati fritti

Anche se le patatine fritte potrebbero essere il tuo snack mix, sono oleose e povere di vitamine, minerali e fibre. D'altra parte, i cibi fritti sono ricchi di sodio e grassi trans, entrambi i quali causano mal di stomaco.

7.8 Sale in eccesso

Il sodio, che si trova comunemente nei cibi confezionati a causa della capacità di trattenere ed esaltare il sapore, è una delle cause principali di uno stomaco arrotondato. Aumenta la ritenzione idrica e, quindi, può indurre gonfiore di stomaco. Inoltre, se ingerito in eccesso, il sodio può causare gravi cambiamenti nella pressione sanguigna.

Capitolo 8: Piano alimentare settimanale per donne sopra i 50 anni

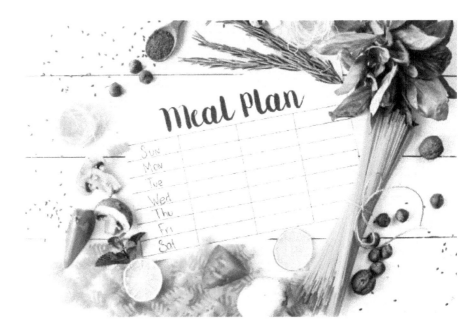

Prima di iniziare il piano alimentare del digiuno intermittente, è vitale capire la differenza tra il digiuno intermittente e il digiuno normale. Mentre ci sono diversi approcci a questo, la maggior parte delle persone usa la tecnica 16/8, che comporta mangiare per 8 ore e digiunare per altre 16 ore. Ci sono, comunque, una varietà di tecniche che le persone possono usare. L'obiettivo è che una persona stia senza mangiare per un po', e quando mangia, dovrebbe evitare cibi lavorati e concentrarsi su piatti integrali.

Anche se molti individui preferiscono rinunciare alla colazione o alla cena, la tecnica non ti costringe a farlo. Dovresti anche essere consapevole che il tuo apporto calorico può variare a seconda delle esigenze di perdita di peso del tuo corpo. In generale, si dovrebbe dare la priorità a pasti che comprendono carni magre, pesce, cereali sani e molte verdure. L'idea è che mangerai alcuni pasti più grandi, ma il tuo apporto calorico totale sarà inferiore perché mangerai solo all'interno di una finestra specifica.

Giorno 1

1. Per colazione: Uova al forno con spinaci e parmigiano

2. Per il pranzo: Tacos di pesce croccanti dal forno

3. Per la cena: Burritos di tacchino in padella per cena

4. Per lo spuntino: Cioccolato fondente come spuntino (suggeriti due quadrati)

Giorno 2

1. Per la colazione: Ciotola per la colazione con Hummus

2. Per il pranzo: Pacco di stagnola di salmone al limone al forno e asparagi

3. Per cena: Pollo saltato e broccoli

4. Per spuntino: Uovo sodo come spuntino

Giorno 3

1. Per la prima colazione: Pancake proteici con 4 ingredienti

2. Per il pranzo: Couscous marocchino con merluzzo selvatico

3. Per la cena: Miele e gamberi all'aglio saltati in padella

4. Per spuntino: Mandorle come spuntino (suggerite 12-14)

Giorno 4

1. Per la colazione: Coppe per la colazione con prosciutto e uova

2. Per il pranzo: Skillet con patate dolci e tacchino

3. Per la cena: Filetti di pesce bianco al limone

4. Per spuntino: 2 gambi di sedano con burro di arachidi

Giorno 5

1. Per la prima colazione: Farina d'avena e morsi energetici all'uvetta

2. Per il pranzo: Insalata di cetrioli di quinoa con tacchino macinato, feta e olive

3. Per la cena: Bowl di salmone magro, anacardi e cavolo riccio

4. Per merenda: 1 tazza di fragole fresche come spuntino

Giorno 6

1. Per la colazione: Frullato cremoso verde con un tocco di menta

2. Per il pranzo: Involtini primavera con pollo al forno e verdure

3. Per la cena: Polpettone di tacchino magro

4. Per spuntino: Avocado con pomodori

Giorno 7

1. Per colazione: Hash di patate dolci

2. Per il pranzo: Insalata con fagioli neri piccanti e gamberetti

3. Per la cena: Salsiccia di tacchino al pepe con cipolle

4. Per lo spuntino: 2 tazze di sedano e carote, tritati

Sei pronto a provare un piano alimentare a digiuno intermittente? Tieni presente che le specifiche della tua dieta varieranno a seconda di quante calorie ti servono per perdere peso. Inoltre, affinché un piano pasti abbia molto più successo, dovrai determinare il tuo apporto calorico necessario.

Capitolo 9: Domande frequenti

È possibile allenarsi durante il digiuno?

L'esercizio fisico con il DI può migliorare i vantaggi per la salute di entrambi i regimi, secondo la ricerca. I partecipanti che hanno mantenuto un regime di esercizio hanno perso più peso di quelli che hanno semplicemente esercitato o digiunato in una ricerca di 12 settimane utilizzando il protocollo 5:2 (5 giorni di alimentazione regolare, seguita da 2 giorni di calorie ridotte).

Alcuni esperti di DI consigliano di digiunare durante la notte e di esercitarsi per prima cosa al mattino. Le riserve di glicogeno nei muscoli si riducono dopo il digiuno notturno. Di conseguenza, il tuo corpo brucerà più grassi per alimentare il tuo allenamento.

Quando non sono a digiuno, cosa dovrei mangiare?

La maggior parte degli studi sul DI non fornisce raccomandazioni specifiche su cosa consumare durante la finestra di alimentazione. Tuttavia, qualunque sia il tipo di digiuno che scegliete, assicuratevi di assumere abbastanza calorie buone per tutta la vostra finestra di alimentazione. Evita lo zucchero e i carboidrati processati in favore di pasti nutrienti, compresi i grassi sani, i carboidrati ricchi di fibre e le proteine (circa 12-18 once al giorno).

Poiché alcuni dei benefici del digiuno derivano dall'abbassamento della produzione di insulina, è diventato di moda combinarlo con una dieta low-carb o keto. Mentre non sei a digiuno, incoraggiamo a mangiare cibi di alta qualità.

Quando si parla di digiuno intermittente, quanto tempo ci vorrebbe per acclimatarsi?

Secondo Krista Varady, un'esperta di nutrizione e ricercatrice di digiuno, il tuo corpo potrebbe volere almeno cinque giorni per acclimatarsi alla nuova routine alimentare e di digiuno.

Per rendere il cambiamento più semplice, gli esperti raccomandano che i neofiti inizino con finestre alimentari più ampie e aumentino progressivamente i periodi di digiuno. Sostengono che sentire un po' di fame è benefico perché promuove una connessione mente-corpo più forte.

Il digiuno intermittente è sicuro per me?

Il digiuno moderato è benefico per la maggior parte delle persone (meno di 24 ore). Tuttavia, ci sono preoccupazioni circa la sicurezza delle donne incinte, dei bambini, delle persone con diabete di tipo 1 e di coloro che sono sottopeso o non ricevono abbastanza nutrimento. Il digiuno intermittente non è raccomandato per queste persone, e dovrebbero vedere il loro medico prima di farlo in futuro.

È vero che il digiuno intermittente può aiutare a vivere più a lungo?

Gli studi sugli animali hanno dimostrato che la restrizione alimentare, come la restrizione calorica e il digiuno intermittente, può prolungare la longevità sana e posticipare l'invecchiamento della malattia in una varietà di specie che vanno dal lievito ai topi e alle scimmie. La rimozione o il miglioramento del funzionamento delle cellule senescenti, ovvero la distruzione delle cellule che sono state riconosciute dal corpo e alle quali è stato vietato di proliferare, è uno dei meccanismi molecolari alla base di questi effetti. Il digiuno intermittente può preparare le cellule senescenti al riciclaggio cellulare, che può aiutare i tessuti invecchiati a funzionare meglio.

Tuttavia, studiare i biomarcatori cellulari dell'invecchiamento e della senescenza negli esseri umani è difficile, soprattutto perché la maggior parte delle persone non è in grado o non vuole impegnarsi in ricerche di intervento a lungo termine. I dati umani di tali ricerche sono rari, e le discipline della restrizione calorica e del digiuno intermittente non fanno eccezione.

Mentre il digiuno intermittente (DI) ha il potenziale per migliorare la funzione dei tessuti, soprattutto in termini di funzione metabolica e ritmi circadiani, sono necessari ulteriori studi sugli effetti del digiuno a lungo termine sulla durata della salute e sulla longevità.

Avrò ancora bisogno di contare le calorie durante il digiuno per perdere peso?

Molte persone ottengono una restrizione calorica naturale e una riduzione del peso senza contare le calorie quando seguono un piano alimentare limitato nel tempo (come un modello di digiuno 16:8). La dottoressa Krista Varady ha scoperto che dopo tre mesi di alimentazione limitata nel tempo, la maggior parte dei partecipanti alla ricerca ha abbassato automaticamente il suo apporto calorico di 300 calorie in media e ha perso il 3% del suo peso corporeo, nonostante le sia stato detto di mangiare regolarmente.

Come può il digiuno intermittente aiutare a rallentare il processo di invecchiamento?

Il digiuno intermittente, secondo i ricercatori, può aiutare le persone a combattere l'obesità, il diabete e le malattie cardiache, che sono tutti importanti fattori di rischio per i disturbi legati all'età come l'Alzheimer.

Secondo la ricerca sugli animali, la restrizione dietetica intermittente riduce l'infiammazione del cervello e preserva le cellule nervose. Si attiva anche l'autofagia, un processo cellulare in cui il corpo scompone e ricicla i componenti cellulari usurati.

DI incoraggia la produzione dell'ormone della crescita umana, che aiuta a conservare la massa muscolare magra e aumenta la combustione dei grassi.

Quando sono a digiuno, come faccio a gestire la nebbia cerebrale o la stanchezza?

Bevi molta acqua ogni giorno, che tu sia a digiuno o meno. Secondo alcuni dietologi, il caffè nero senza calorie potrebbe aiutare con l'energia e la concentrazione. La meditazione e altre pratiche di consapevolezza possono anche aiutare con la nebbia del cervello.

Esercizi a basso impatto o attività fisica moderata sono buone opzioni. Con DI, alcune persone riferiscono di avere più energia e lucidità.

Devo continuare a digiunare anche se sono vicino al mio peso ideale?

Una maggiore sensibilità all'insulina, l'ossidazione dei grassi e la diminuzione dell'infiammazione sono tutti possibili vantaggi del digiuno intermittente che non sono legati alla riduzione del peso. Anche se non ti piace perdere peso, puoi comunque adottare il DI; tuttavia, dovrai fare uno sforzo deliberato per mangiare così tanto nei giorni di "festa" o durante la tua finestra alimentare giornaliera per mantenere il tuo peso attuale e il tuo consumo energetico.

La dottoressa Krista Varady aggiunge che coloro che non vogliono perdere peso potrebbero aggiungere qualche caloria ai loro giorni di digiuno. Ha scoperto che le persone sane perdono in media mezzo chilo a settimana quando praticano il digiuno a giorni alterni, ma le persone obese perdono 2-3 chili a settimana. "Le persone sane dovrebbero assicurarsi di consumare abbastanza calorie e tenere traccia del loro peso per evitare di cadere nel gruppo del sottopeso. Tuttavia, anche se gli individui perdono solo una piccola quantità di peso, possono aspettarsi di sperimentare benefici metabolici".

Conclusione

Anche se stai solo regolando quando mangi, è sempre meglio parlare con un operatore sanitario certificato prima di fare modifiche alla dieta. Essi possono aiutarvi a capire se il digiuno intermittente è giusto per voi. Questo è particolarmente importante per i digiuni a lungo termine che possono provocare carenze di vitamine e minerali. È fondamentale riconoscere che i vostri corpi sono abbastanza sofisticati. Se il cibo è limitato in un pasto, il corpo può sperimentare un aumento dell'appetito e del consumo calorico al pasto successivo, così come un rallentamento del metabolismo per soddisfare l'apporto calorico. Anche se il digiuno intermittente ha alcuni possibili benefici per la salute, non si deve credere che, se seguito rigorosamente, porterà a una massiccia perdita di peso e impedirà l'insorgere di una progressione della malattia. È uno strumento prezioso, ma potrebbe essere necessaria una combinazione di strumenti per raggiungere e sostenere una salute ottimale.

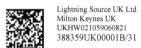

Lightning Source UK Ltd.
Milton Keynes UK
UKHW021059060821
388359UK00001B/31